遊離端欠損の戦略的治療法

パーシャルデンチャー・インプラント・IARPD

亀田行雄　諸隈正和　著

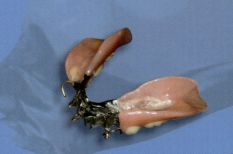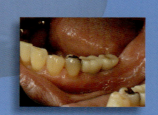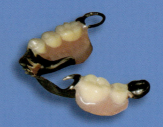

Strategic Approach for Free-end Edentulism

医歯薬出版株式会社

執筆者一覧（＊：執筆者代表）

亀田行雄＊　医療法人Ｄ＆Ｈ　かめだ歯科医院
諸隈正和　諸隈歯科医院

This book was originally published in Japanese
under the title of：

YURITAN KESSON-NO SENRYAKUTEKI CHIRYOHO
—PASHARU DENCHA, INPURANTO, IARPD
(Strategic Approach for Free-end Edentulism—Partial Denture, Implant, IARPD)

KAMEDA, Yukio
　Kameda Dental Clinic

MOROKUMA, Masakazu
　Morokuma Dental Clinic

© 2017 1st ed.
ISHIYAKU PUBLISHERS, INC.
　7-10, Honkomagome 1 chome, Bunkyo-ku,
　Tokyo 113-8612, Japan

序文 Preface

Strategic Approach for Free-end Edentulism

　欠損補綴をテーマにするときに，どうしてもブリッジ，インプラント，義歯などの補綴方法ごとの切り口となってしまう．しかし今回の書籍の出版に当たり，「遊離端欠損」という観点から臨床をみる機会を得た．そこからみえてくるものは，日常臨床でよく目にする遊離端欠損ではあるが，その後の補綴治療如何により予後に大きく影響する重要な要素となることである．たとえ少数歯の遊離端欠損であっても，その対応法を誤ると欠損が拡大し，すれ違い咬合と呼ばれる難症例に移行する可能性を秘めている．

　いい換えれば，遊離端欠損を早い時期に的確に診断し適切に補綴治療を行うことで，欠損拡大のスピードを緩めることができる．だからこそ本書で提案する戦略的な思考回路で遊離端欠損を攻略する必要が出てくる．

　さらに気づくことは，臨床において「このような遊離端欠損の形態ならばこの補綴」と画一的には決められないことである．補綴の治療方針の決定には，口腔内の視診やエックス線画像診断のような，「目でみえる」情報だけでなく，患者の履歴や習慣，経済的なことなど，さまざまな「目にみえない」情報を勘案して考える必要がある．そして遊離端欠損に対する補綴方法は多種多様であり，広い範囲の補綴学的知識とテクニックを術者に要求するということである．本書にあげた臨床例をみても，パーシャルデンチャー，インプラント，IARPD，オーバーデンチャー，歯牙移植，SDAなどと，分野の垣根を越えた補綴方法が存在する．

　近年では歯科の分野でも専門性の細分化が広まっており，患者もそれぞれの分野のエキスパートによる治療を受けることができる．そのようなことはよいことであるが，どの補綴がその患者に合っているのかを判断する総合医がいなければ，専門医が台無しになってしまう．広い視点でバランスのよい診断ができ，多くの患者にメリットを享受できるようにすることが本書の目的である．

　本書を通じ臨床のなかで遊離端欠損に注目し戦略的な治療方法を考えることで，欠損の拡大を未然に防ぐ一助になっていただければ幸いである．

　　2017年2月吉日

　　　　　　　　　　　　　　　　　　　　　　　　　　執筆者代表　亀田行雄

遊離端欠損の戦略的治療法
パーシャルデンチャー・インプラント・IARPD

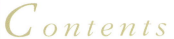
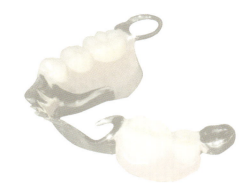

Contents

序文 iii

臨床編　治療オプションの比較と選択のための戦略的考察
（担当：亀田行雄）

1 なぜ遊離端欠損か 2
　1―遊離端欠損とは 2
　2―遊離端欠損に注目する理由 2
　3―遊離端欠損の分類法 3
　　1．Kennedyの分類…3
　　2．Eichnerの分類…4
　　3．宮地の咬合三角…6

2 遊離端欠損をパーシャルデンチャーでどう攻める 7
　1―はじめに 7
　2―支台歯の診査診断 8
　3―パーシャルデンチャーの大原則 9
　4―クラスプデンチャーの特徴 10
　5―遊離端欠損に対するパーシャルデンチャーに求められる10のポイント 11
　　Point 1▶ 遊離端義歯は近心レスト…11
　　Point 2▶ できるだけレストで噛ませる（咬合接触に応じて）…12
　　Point 3▶ 適正にレストや維持腕を位置させるためのブレーシング（把持）を設置する…12
　　Point 4▶ フルクラムラインを考慮した必要最小限の維持腕とする…13
　　Point 5▶ シンメトリー＆シンプルな設計…13
　　Point 6▶ 強固なフレーム：リジッドサポート…14
　　Point 7▶ 適合を極める（オルタードキャスト法）…17
　　Point 8▶ ハイジーン優先の設計…19
　　Point 9▶ 印象：役割に応じた床縁形態…21
　　Point 10▶ 咬合：臼歯部咬合支持と奥噛み習慣…22
　症例1　両側性の少数歯欠損への対応 23
　症例2　片側性の少数歯欠損への対応 34
　症例3　片側性の多数歯欠損への対応 36
　症例4　両側性の多数歯欠損への対応 42

症例 5　左右すれ違い咬合への対応 ……………………………………… 47
症例 6　審美性ではアタッチメント義歯―両側性の多数歯欠損への対応 ……… 55
症例 7　ノンメタルクラスプ義歯 …………………………………………… 61

❸ 遊離端欠損をインプラントでどう攻める ……………………………… 62
固定式インプラント補綴の優位性 ………………………………………… 62
1．片側性の少数歯欠損への対応…62
　症例 1　 ⌐7 6⌐ 少数歯遊離端欠損に対しインプラントで対応した例…63
　症例 2　 ⌐6 7 少数歯欠損に対しインプラントで対応した例…67
2．両側性の少数歯欠損への対応…70
3．片側性の多数歯欠損への対応…75
＊インプラントと天然歯の固定について…78

❹ 遊離端欠損を IARPD でどう攻める ……………………………………… 79
1―片側性の多数歯遊離端欠損（すれ違い咬合直前症例）への対応 ……… 79
　症例 1　すれ違い咬合直前の状態に対し IARPD で対応した例 ……………… 80
　　＊IARPD にてインプラントを遊離端欠損の近心に埋入するか，遠心に埋入するか …96
　症例 2　すれ違い直前の下顎前方遊離端欠損への対応 ……………………… 90
2―すれ違い咬合となった多数歯遊離端欠損への対応 ………………… 95
　症例 1　前後すれ違い咬合への対応 …………………………………… 95
　症例 2　左右すれ違い咬合への対応 …………………………………… 102
3―IARPD の文献的考察 …………………………………………………… 108
　症例　コンビネーションシンドローム様欠損形態に IARPD にて対応した例
　　……………………………………………………………………………… 110

❺ 遊離端欠損をオーバーデンチャーでどう攻める ……………………… 115
　症例 1　前後すれ違い咬合への対応 …………………………………… 115
　　＊オーバーデンチャーにするとき，上顎の歯を切断するか下顎の歯を切断するか…120
　症例 2　左右すれ違い咬合への対応 …………………………………… 121
　参考症例　左右すれ違い咬合をすべて抜歯し，IOD とした症例 …………… 126

❻ 遊離端欠損を自家歯牙移植でどう攻める ……………………………… 130
　症例 1　智歯の利用―少数歯欠損への対応 …………………………… 130
　症例 2　転移歯を利用した歯牙移植症例 ……………………………… 134

❼ 遊離端欠損を補綴しないという選択肢――SDA（短縮歯列） ……… 141
　症例 1　片側性の少数歯欠損への対応 ………………………………… 141
　症例 2　エクストラ SDA への対応 ……………………………………… 145

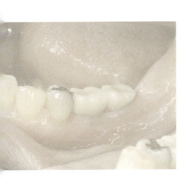

基礎編 それは遊離端欠損なのか，ショートデンタルアーチなのか
エビデンスから紐解く遊離端欠損の捉え方

（担当：諸隈正和）

❶ 遊離端欠損を SDA として捉える ……………………………… 150

　1－はじめに …………………………………………………… 150

　2－SDA の特徴を把握する ………………………………… 150

　3－SDA を適用するときの注意点 ………………………… 153

　4－SDA をどう捉えるか～ SDA が十分に機能するための要件とは？～ ……… 155

　5－SDA が許容できる口腔機能の要件 …………………… 157

　　1．臼歯部に 5 以上のオクルーザルユニットがあること…157

　　2．残存歯数が 20 本以上あること…157

　　3．過大な咬合力やブラキシズムなど力の影響が少ないこと…158

　　4．顎関節に問題がないこと…159

❷ 遊離端欠損を「欠損」として捉え補綴治療を行う ……………… 160

　1－学術的な処置の優先順位 ……………………………… 160

　2－遊離端欠損にどのような補綴装置を適用するべきか ……………………… 161

　　1．解剖学的要件・患者に合った適切な補綴選択…161

　　2．咀 嚼…161

　　3．咬 合…162

　　4．快適性および患者満足度…163

　　5．リコールとメインテナンス…163

　　6．ハイジーン（衛生面）…163

　　7．顎関節症（TMD）…163

　　8．生存率，成功率…164

　文 献 ………………………… 165

　索 引 ………………………… 168

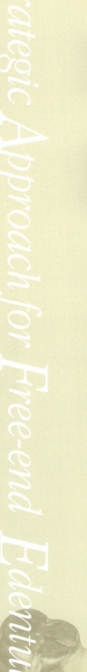

臨床編

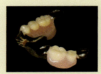

治療オプションの
比較と
選択のための
戦略的考察

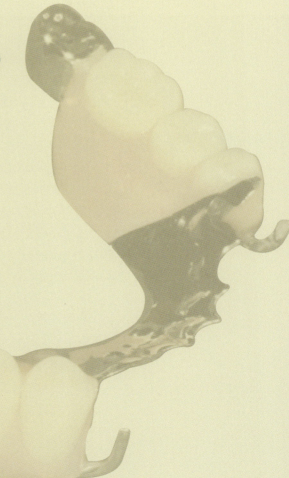

なぜ遊離端欠損か

1 — 遊離端欠損とは

　一般的には，遠心側の歯が失われ欠損となっている状態を遊離端欠損と呼ぶ．しかし，見方を変えればショートデンタルアーチ（短縮歯列，以下SDA）ということができる．SDAは，日本補綴歯科学会の歯科補綴学専門用語集第4版[1]によると，広義では「上下顎第二大臼歯まで28歯の完全歯列から一つでも欠損している歯列」，狭義では「上下第二小臼歯以下（20歯以下）の歯列」と定義される（基礎編p.150参照）．

2 — 遊離端欠損に注目する理由

　SDAであっても，口腔機能が最低限保証され患者が許容するのであれば，無補綴も選択肢の一つとして有効となる．しかし臼歯部の欠損は，口腔関連QOLの低下や歯の移動，咀嚼能力の低下などに影響するといわれており[2]，欠損がさらに拡大する可能性を排除することはできない．

　一方，遊離端欠損に補綴介入することで咬合支持を維持することが可能となるが，その侵襲や衛生管理により，予後に大きく影響する．また年齢，歯周組織の状態，咬合，そして患者の希望や治療費などを包括的に判断する必要があり，それら個々の患者背景や能力があまりにも異なるため，どのような欠損ではどのような補綴がベストというようなディシジョンツリーは作りにくい．こうした要素に遊離端欠損の対応の難しさが見え隠れする．

　またこの遊離端欠損の対応を誤ると，欠損が加速度的に拡大していくことを多くの歯科医師が経験しているであろう．口腔内の歯を守るためには，遊離端欠損をいかに攻略するかにかかっている．

　歯科治療は患者満足をゴールにするのは自明であるが，患者の口腔内に遊離端欠損が存在した場合，その局面ごとに，その患者にマッチした治療選択肢を歯科医師は提示できるようにならなければならない．そのためには我々歯科医師がさまざまな治療オプションを持ち，それぞれの利点欠点を把握しておく必要がある．本書で提示する臨床例は，"この欠損形態だから，この治療法がベスト"ということではない．しかし，さまざまな患者の背景を勘案し考えたうえで，選択した補綴方法は患者とともにたどり着いた結論である．

　次章からは，遊離端欠損症例に対し，さまざまな手法で攻略した症例を供覧し，そこから浮かび上がる注意点や臨床のヒントについて考察したい．

3 ― 遊離端欠損の分類法

　遊離端欠損に限らず欠損を評価する代表的な分類法として，Kennedyの分類，Eichnerの分類，宮地の咬合三角などがある．ここでは，本書の症例の項目で提示するこれら三つの分類法について解説する．

1 | Kennedyの分類[3]

　本分類は，Kennedyにより発表された分類で，Ⅰ〜Ⅳ級に分けられる．残存歯列に対する欠損の位置関係を表す上下顎ごとの分類法で，欠損部位を端的に表現でき，義歯を設計するうえで重要なものである．しかし対顎の存在を考慮に入れないので，咬合支持に関してはわからない．すべての歯列部分欠損症例に対応していなかったため，1955年に発表されたApplegate（アップルゲート）の法則も併せて考慮する必要がある．

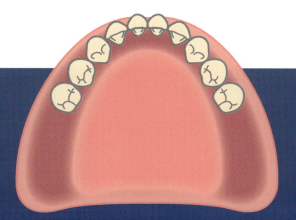

Ⅰ級　両側性遊離端欠損
両側性の欠損が残存歯の後方に位置する．

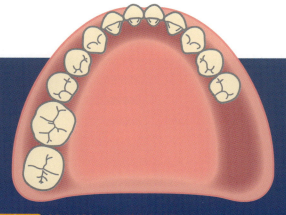

Ⅱ級　片側性遊離端欠損
片側性の欠損が残存歯の後方に位置する．

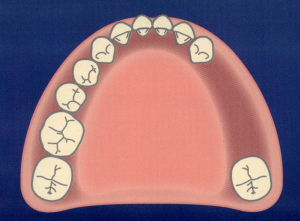

Ⅲ級　片側性中間欠損
片側性の欠損の近遠心に残存歯がある．

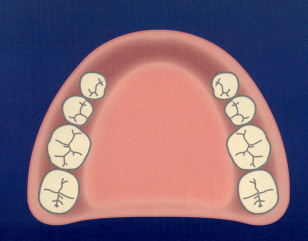

Ⅳ級　前方歯中間欠損
欠損部が正中をまたぎ，左右両側後方に残存歯がある．

2 Eichnerの分類[4]

Eichnerが発表した，欠損の存在位置よりも上下顎の残存歯の咬合支持域に着目した分類法．左右の小臼歯部と大臼歯部に四つの咬合支持域があり，この支持域と欠損の状態から，A1～A3，B1～B4，C1～C3の計10種に分類している．

欠損歯列だけでなく，全歯列から無歯顎まですべての歯列関係を分類の対象にしている．一つの支持域でそれを構成する一部の歯が失われても，残りの歯に接触があれば支持域は存在すると判断する．それにより咬頭嵌合位の安定性や，咬合支持能力の度合いを評価する．咬合支持域の有無で大分類し，さらに支持域数で小分類するような方式である．

- **A1** 咬合支持域が4か所あるもので欠損のない歯列
- **A2** 咬合支持域が4か所あるもので片顎に限局した欠損のある歯列
- **A3** 咬合支持域が4か所あるもので上下顎に欠損のある歯列
- **B1** 咬合支持域が3か所あるもの
- **B2** 咬合支持域が2か所あるもの
- **B3** 咬合支持域が1か所あるもの
- **B4** 咬合支持域がなく前歯部のみで接触している歯列
- **C1** 咬合支持域がなく上下に残存歯が存在する歯列
- **C2** 咬合支持域がなく片顎は無歯顎
- **C3** 上下とも無歯顎

四つの咬合支持域をすべて持つもの

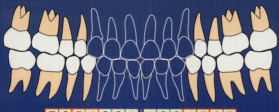

A1 欠損なし

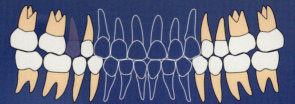

A2 上下のうち1顎のみ歯の欠損あり

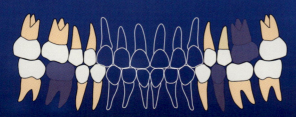

A3 上下顎ともに欠損あり

咬合支持域が減少したもの

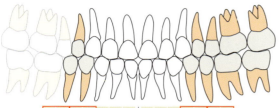

B1 三つの咬合支持域を持つ

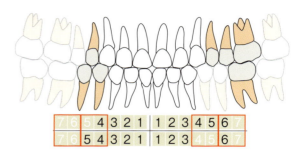

B2 二つの咬合支持域を持つ

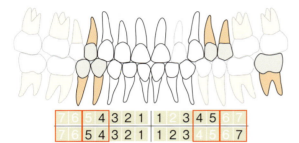

B3 一つの咬合支持域を持つ

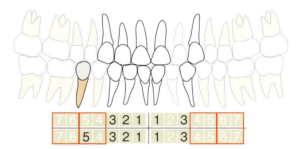

B4 支持域がない（前歯にのみ咬合接触がある）

咬合支持域がないもの

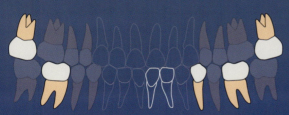

C1 上下顎に残存歯がある

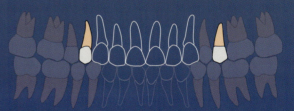

C2 上下顎のうち1顎が無歯顎

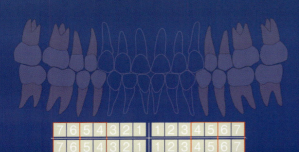

C3 上下顎とも無歯顎

3 宮地の咬合三角[5)]

　残存歯数と咬合支持数から，咬合の安定状態を評価する．理論は，対合箇所数と欠損進行歯数の減少をそれぞれ縦軸と横軸に振り分けして，座標位置で症例の難易度を読み取る方式．視覚的に健康状態から総義歯までの難易度を三角域で表すことができる分類方式．前歯・臼歯にかかわらず，上下顎の残存歯の総数と残存する上下顎の同名歯の数を算定する．横軸に第二大臼歯までの総残存歯数・縦軸に同名残存歯数をプロットし，残存する上下の同名歯のペアの総数のみ数えればよい．ブリッジのポンティックは算定しない．抜歯適応以外の残根は算定する．第三大臼歯は算定しない．

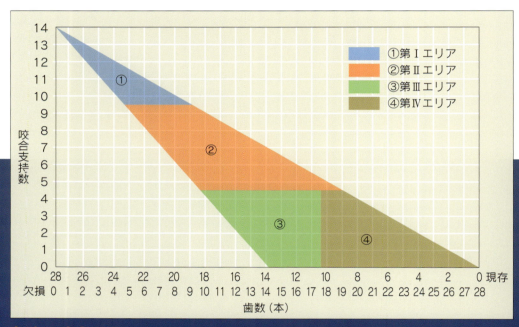

宮地の咬合三角

	欠損歯数(本)	咬合支持	
第Ⅰエリア	0〜8	10以上	少数歯欠損（安定群）
第Ⅱエリア	5〜15	9〜5	多数歯欠損
第Ⅲエリア	10〜18	4以下	多数歯欠損（類すれ違い）
第Ⅳエリア	19〜28	4以下	少数歯現存

(宮地，1998.[5)])

2 遊離端欠損をパーシャルデンチャーでどう攻める

1 ─ はじめに

　遊離端欠損をパーシャルデンチャーで補綴する場合，その目的には機能回復（よく噛めるようになる，審美的に優れている）もあるが，残存歯の保全と，その長期安定が重要となる．

　Walterら[6]によると，パーシャルデンチャーの装着により，歯周疾患で残存歯を失いやすくなり，歯の喪失が装着5年後から増えるといわれている．そのため，まずは残存歯，特に支台歯の診断と前処置および，パーシャルデンチャーの設計，そして継続的なメインテナンスが重要となる．

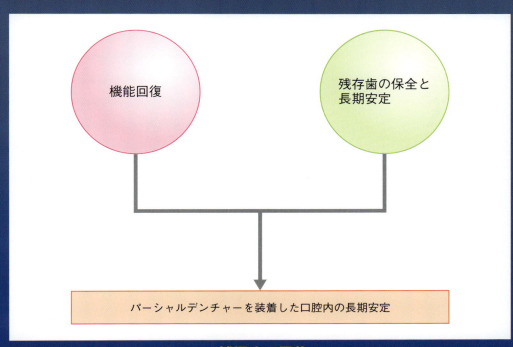

図1　パーシャルデンチャーで補綴する目的

2 ─ 支台歯の診査診断

遊離端欠損においてリジッドサポートを確立するために，支台歯に対する診断には特別な注意を払うべきである．診断すべき事項は，

　①歯の動揺の有無
　②外傷性咬合の有無
　③根尖病変の有無
　④急性歯髄炎の有無
　⑤歯肉炎および歯周疾患の有無
　⑥歯の破折の有無
　⑦メタルコアの有無

である．

たとえば歯周疾患等により支台歯に動揺を認め，さらに歯冠歯根比が歯槽骨の吸収によって1：1以上になっている場合はオーバーデンチャーを設計し，歯冠歯根比の改善をはかることも検討しなくてはならない（**図2**）．従来どおりのパーシャルデンチャーを計画する場合は，支台歯の連結固定により支台歯の強化が必要となる（**図3**）．

1：1以上の歯冠歯根比（5 3│）　　　磁性アタッチメントを装着し歯冠歯根比を改善

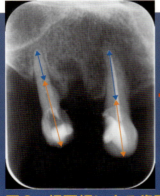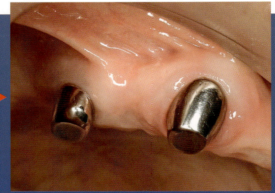

図2　根面板による歯冠歯根比の改善
歯周疾患などで支持骨が減少し歯冠歯根比が悪化した場合，歯冠をカットし根面板で対応する．

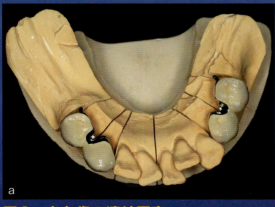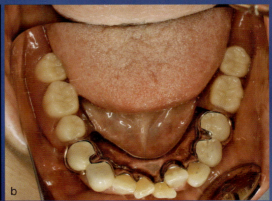

図3　支台歯の連結固定
支台歯が歯周疾患で支持組織が減少した場合，歯周治療後，支台歯を連結固定することがある（a, b）．

支台歯は，咬合平面に異常を認めるときも修正する必要がある．わずかな咬合平面のズレに対しては歯冠形態をエナメル質の範囲内で削合し，修正することで補えるが，2mmを超える場合は歯冠補綴が必要となる（**図4-a**）．

さらに歯肉辺縁の高さにズレが生じるような歯冠挺出の場合は，歯周外科や矯正治療により歯肉辺縁をそろえることと，さらに歯冠補綴が必要になる（**図4-b**）．

3 ― パーシャルデンチャーの大原則

パーシャルデンチャーに関するメタアナリシス[7]から，次の三つの要件が重要とされた（**図5**）．

1. 強固な大連結子
2. シンプルなデザイン
3. 適合がよいこと

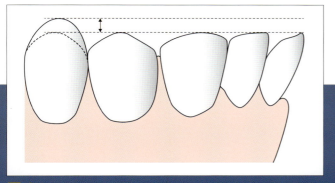

図4-a
もし，歯が2mm以上挺出していた場合は，歯冠形成と歯冠補綴が必要となる．

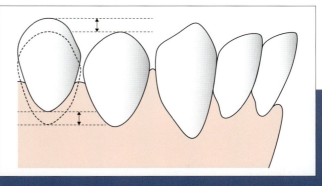

図4-b
歯肉辺縁の高さが不ぞろいな場合，事前に歯周外科（歯冠長延長術）を行い，歯肉辺縁ラインをそろえてから歯冠補綴を行う．

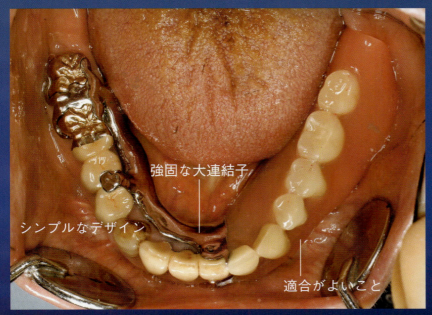

図5　パーシャルデンチャーの大原則
1. 強固な大連結子
2. シンプルなデザイン
3. 適合がよいこと

遊離端欠損におけるパーシャルデンチャーは，咬合力などによる変形の少ないメタルフレームを有し，クラスプなどができるだけシンプルで衛生的な設計であること，そしてメタルフレームと義歯床の適合を高めることがポイントといえよう．

4─クラスプデンチャーの特徴

　パーシャルデンチャーのなかでも，クラスプを用いたものは治療介入も少なく，その簡便さから臨床における頻度も高い．しかし，安易な設計をすると，クラスプが抜歯鉗子となり支台歯から順番に歯を失うことになってしまう．

　表1，**図6**に示すクラスプデンチャーの特徴を念頭に置き，パーシャルデンチャーの大原則を守ったうえで，本書で提示する「遊離端欠損に対するパーシャルデンチャーに求められる10のポイント（次ページ第5節参照）」を参考にしていただければ幸いである．

表1　クラスプデンチャーの特徴

利　点	欠　点
・外科的な処置を含まないため患者負担が少ない ・治療期間も少ない ・治療費も比較的安価ですむ	・可撤式である ・違和感の解消が難しい ・咀嚼能力の向上が難しい ・設計原則を守らないと，支台歯や顎堤への負荷が想定以上になる ・マウスプレパレーションが必要になる

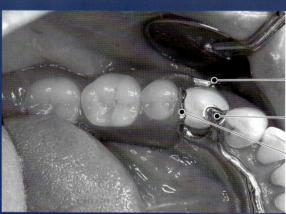

図6　クラスプデンチャーにおける維持・支持・把持

5 — 遊離端欠損に対するパーシャルデンチャーに求められる10のポイント（表2）

Point 1　遊離端義歯は近心レスト

支持はレストのことだが，応力を歯軸方向に伝達することが目的で，根尖を中心に歯を遠心に倒すような力が働くと，歯周組織だけでなく支台歯もダメージを受けてしまう．

遠心レストは，支台歯を遠心に回転させる作用がある．よって，円周クラスプに遠心レストは支台歯に大きな水平力を与える可能性があるので避けるべきである．

表2　パーシャルデンチャーに求められる10のポイント

Point 1	遊離端義歯は近心レスト
Point 2	できるだけレストで噛ませる（咬合接触に応じて）
Point 3	適正にレストや維持腕を位置させるためのブレーシング（把持）を設置する
Point 4	フルクラムラインを考慮した必要最小限の維持腕とする
Point 5	シンメトリー＆シンプルな設計
Point 6	強固なフレーム：リジッドサポート
Point 7	適合を極める（オルタードキャスト法）
Point 8	ハイジーン優先の設計
Point 9	印象：役割に応じた床縁形態
Point 10	咬合：臼歯部咬合支持と奥噛み習慣

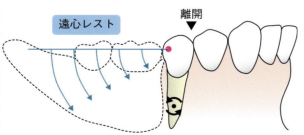

遠心レストによる義歯床の沈下方向

遠心レストの場合，欠損側に支台歯が引き倒される力となる．

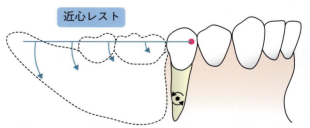

咬合面レストを近心レストとして欠損と反対側に設置すると，義歯床の回転時はレストの先端が回転中心となり，支台歯への荷重点が支台歯の中心軸に接近し，回転力は小さくなる．

近心レストによる義歯床の沈下方向．粘膜支持の合理化が図れる．

Point 1　レストの設定位置と粘膜負担の関係（渡辺ほか，2002.[8]）を改変）

Point 2　できるだけレストで噛ませる（咬合接触に応じて）

　不適合なレストは支台歯に回転力を及ぼす[9]ので，適切な鋳造と製作操作時の確認が必要である．パーシャルデンチャー（Co-Cr）装着患者の一定数にレストの不適合を認めた報告もあり[10]，レストの適合を製作時に口腔内で確認することは非常に重要である．また，レストシート形成により咬合接触点が減少する場合がある．その場合は，レストにより本来の咬合面形態を回復する．咬合接触点がレストにあると，咬合時，確実にレストがレストシートに位置することになる．

Point 3　適正にレストや維持腕を位置させるためのブレーシング（把持）を設置する

　クラスプが支台歯に装着される際，維持腕がアンダーカットに挿入されるまで，支台歯に適切な形態が付与されていないと，支台歯を舌側に押し倒す力や回転力が働いてしまう．そのため，支台歯の把持腕側に，義歯の挿入軸と平行な面を形成することでそれらの応力が支台歯にかかることを防止する．また，レストや維持鉤は，本来，設計した位置にないとその目的である支持や維持は発揮できない．ブレーシング（把持）には，レストや維持腕を適当な位置に誘導する役割もある．

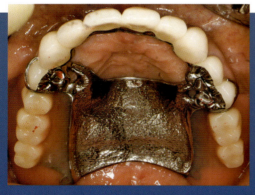

Point 2　できるだけレストで噛ませる
レストシート形成により失われた咬合接触点をレストで回復すると，確実にレストがレストシートに位置する．

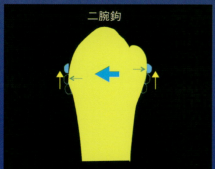

Point 3　維持腕側と把持腕側の面形成の概念①
アンダーカットに位置するクラスプの先端は，義歯を外す際，頬舌側でかかえ込みながら上方へ移動する．最大豊隆部が頬舌側で高さが異なると，支台歯を側方へ揺する力となってしまう．

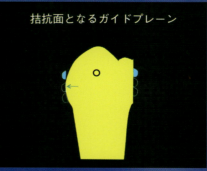

Point 3　維持腕側と把持腕側の面形成の概念②
一方が拮抗面となるようなガイドプレーンを設置すると，支台歯を揺する力は加わらない．

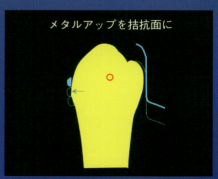

Point 3　維持腕側と把持腕側の面形成の概念③
ガイドプレーンの代わりに，義歯側にメタルアップのような拮抗面をデザインすると同様の効果がある．

Point 4 フルクラムラインを考慮した必要最小限の維持腕とする

維持腕は，以下の点を押さえて設計する．
❶クラスプの先端はアンダーカットに配置されるように設計
❷クラスプの先端が適切な位置に配置されるようにレストとクラスプを一体化する
❸小連結子と十分に固定することで，クラスプの機能と安定性が保証される
❹支台歯をクラスプで十分に囲い込み，支台歯の動揺を防止する

Point 5 シンメトリー＆シンプルな設計

義歯のデザインはさまざまだが，基本的に考え方はシンプルである．しかし，パーシャルデンチャーは長期間の使用のなかで修理が必ず必要になる．そのときに，設計が複雑かつ修理方法が煩雑で困難であるような事態は避けたい．そのため，力学的にどの部位に応力がかかりやすく，今後どのような修理が遊離端のパーシャルデンチャーに必要になるか，設計の段階からある程度予測するためにも，パーシャルデンチャーの特徴を術者が把握しておく必要がある．

義歯床は十分な耐圧面積を有し，間接維持装置はなるべく遠くに，直接維持装置にはレストを必ずつける．リンガルバーやリンガルプレートにレストや維持装置を含ま

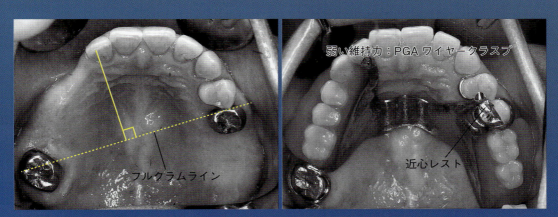

Point 4 フルクラムラインを考慮した必要最小限の維持腕
フルクラムラインを軸に，義歯は回転する．フルクラムラインから遠く離れた 2| に維持腕を設置すると，弱い維持力でも義歯は十分安定する．

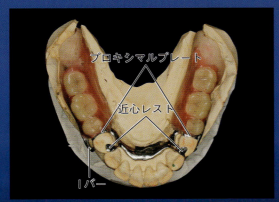

Point 4 フルクラムラインを考慮した必要最小限の維持腕
RPIクラスプは，R：近心レスト，P：プロキシマルプレート，I：Ｉバーと，それぞれ，支持，把持，維持の役割分担が明確である．3者で支台歯が回転しないよう，かかえ込む設計とする．

せるとよりリジッドで快適性が向上する．

　いろいろなデザインでパーシャルデンチャーを両側遊離端欠損に装着してみると，近心レスト・頬側Iバーあるいはワイヤークラスプ・キャストリンガルアームの組み合わせは垂直方向の応力分配に最適であると考えられる（その代表例がRPIクラスプデンチャー）．

Point 6　強固なフレーム：リジッドサポート

　パーシャルデンチャーでは常に歯周環境と力学的な配慮が求められる．そこで設計のときに必ず議論となるのは，リジッドサポートかフレキシブルサポートの選択である．現在は残存歯を守るためにリジッドサポートを目的にした設計が選択されているが，さまざまな設計があるなかで，どんなものがリジッドなのか，どこまでリジッドにするべきか知る必要がある．

　ここでは，メジャーコネクター・マイナーコネクターそれぞれについて解説する．

① メジャーコネクター（大連結子）

　メジャーコネクターは義歯の構成要素をつなぐ重要機構であり，義歯のリジッドさに大きく影響する．

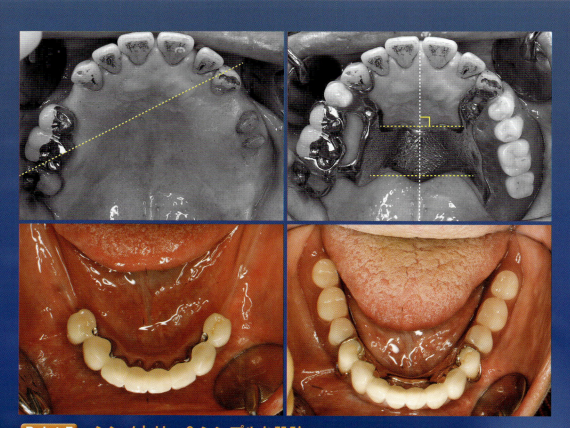

Point 5　シンメトリー＆シンプルな設計
できるだけ左右対称で，そしてシンプルな設計は，衛生面で有利である．パラタルプレートは正中に対し直交し，斜めにならない．

上顎には幅の違いでバー，ストラップ，プレートがあり，下顎にはバー，プレートがある．上顎メジャーコネクターの選択要件を**表2**に示す．

下顎のメジャーコネクターで頻用されるものにリンガルバー（**図6**）とリンガルプレート（**図7**）が知られている．それぞれの特徴として，歯の動揺はリンガルプレートに比べてリンガルバーが上昇傾向[11]にあるため，リジッドを追求する場合はリンガルプレートの採用が推奨される．下顎メジャーコネクターの選択要件を**表3**に示す．

② マイナーコネクター（小連結子）

マイナーコネクターのタイプは4タイプある．

❶メジャーコネクターとクラスプをつなぐ部分
❷間接維持装置等とメジャーコネクターをつなぐ部位
❸義歯床に組み込まれ，メジャーコネクターに加わる部位
❹バークラスプの水平腕

表2　各種上顎メジャーコネクターの選択要件

❶残存歯の歯周組織が脆弱な場合は，ワイドなパラタルストラップか総義歯タイプ（コンプリートプレート）にすべき
❷残存歯に適切な歯周組織がありつつも若干のサポートが必要なときは，パラタルストラップか前後パラタルバーを使用
❸遊離端欠損が長いエクストリームSDAのような場合は，前後パラタルストラップか総義歯タイプの使用が示唆される
❹前歯を含めた補綴が必要ならば，前後パラタルストラップ，総義歯タイプ，ホースシューのいずれかが使用されるだろうが，どれを選択するかは残存歯数・臼歯の喪失歯数・残存歯の歯周組織状態・対合歯との咬合状態から総合的に判断する必要がある
❺口蓋隆起が存在し，除去が困難な際は，前後パラタルストラップ・前後パラタルバー・ホースシューを使用
❻ホースシューは機能時に収縮・変形する可能性があるため，基本的に上顎への使用は控えるべき
❼パラタルバーの使用は稀である

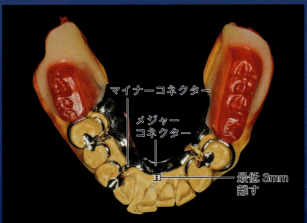 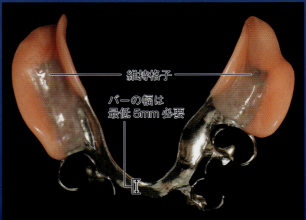

図6　リンガルバーの概要

■マイナーコネクターやメジャーコネクターの義歯床との移行部

　義歯床とコネクターとの強固な嵌合は，機能時に支台歯と義歯床の間で起こる被圧変位量の差から生じる義歯の歪みやねじれを抑制してくれる．そこで義歯床との境界部の設計は重要である．

　金属床義歯におけるレジンとフレームワークの境界線をフィニッシュラインというが，フィニッシュラインは，粘膜面のレジンとメタルの境において義歯床のチッピングや破折を防ぐためにおおむね90度で接合するようにする．研磨面の接合部は90度以内で義歯床とメタルが接合するようにする（**図8**）．そして，それらの位置をずらすことにより，強度を確保する．

　支台歯との接合部である内面のフィニッシュラインはメタルとレジンの境が明確な垂直壁をメタルで形成する．それによって支台歯との隣接面がメタルとなり，リジッドで自浄性も向上する．

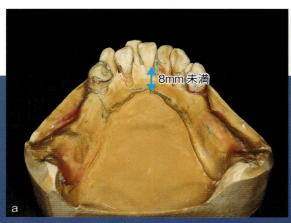
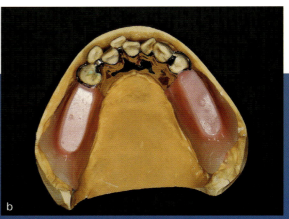

図7　リンガルプレート
歯肉縁から口腔底まで8mmを確保できない場合（a）は，リンガルプレートを設計する（b）．

表3　各種下顎メジャーコネクターの選択要件

❶パーシャルデンチャーにおいてリンガルバーの使用が一般的である．リンガルバーの配置には最低8mm必要で，これはリンガルバーが5mmの幅をもち，かつ歯肉縁から3mm離す必要があるためである．形態は洋梨状で，最下点は口腔底と近接した位置に配置する（図6）．顎堤が垂直に近いときはリリーフは最小限にし，傾斜している場合はリリーフを最大限にすること
❷骨隆起の存在などで歯肉縁から口腔底まで8mmを確保できない場合，臼歯の欠損をパーシャルデンチャーで補綴する場合，前歯の歯周組織が脆弱なときはリンガルプレート（図7）が推奨される

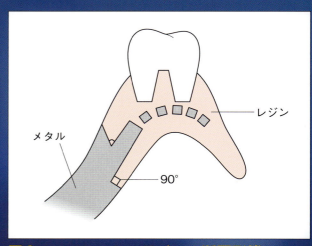

図8　フィニッシュラインの断面形態

臨床編―②遊離端欠損をパーシャルデンチャーでどう攻める　17

Point 7　適合を極める（オルタードキャスト法）

オルタードキャスト法の臨床ステップ

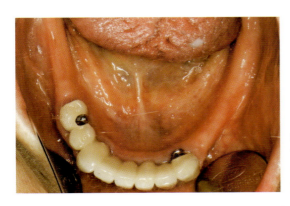

① 下顎遊離端欠損の口腔内
下顎の遊離端欠損に対し，金属床義歯を製作する．
まずは既製トレーとアルジネート印象材にて概形印象を採得する．

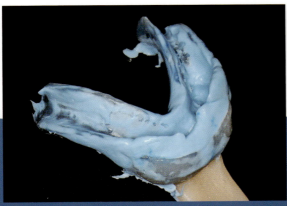 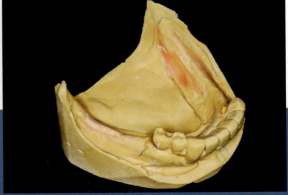

②メタルフレームのための精密印象
概形印象にて製作した模型にて各個トレーを製作し，シリコーン印象材を用いて精密機能印象を行う（左）．
残存歯はできるだけ無圧印象となるよう，各個トレー製作時に，残存歯周囲は十分にリリーフする．
精密印象により製作した模型（右）を用い，金属床義歯のメタルフレーム部を製作する．

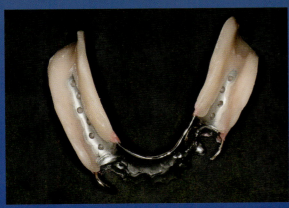 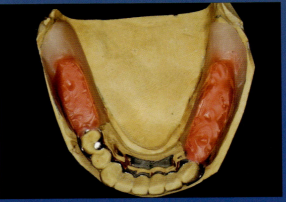

③ろう堤付きのメタルフレーム
メタルフレーム以外の欠損部は，印象採得のためレジン（オストロン）にて製作する（左）．
まずは口腔内にてメタルフレームが歯に適合するか，適合試験材（フィットチェッカーやルージュ）を用いて確認，調整する．
次に欠損部の適合の確認調整を適合試験材（フィットチェッカー）にて行う．
咬合面のろう堤を軟化し，仮の咬合採得をする（右）．

Point 7　適合を極める（オルタードキャスト法）

機能時に残存歯と粘膜が負担する応力に配慮したリジッドサポートを得るためには，機能時に義歯の動きを少なくさせなければならない．
　そのために最も気をつけなければいけないことは，被圧変位量が大きく異なる歯と粘膜を同時に印象採得し，作業模型に再現しなければならないことである．一般的に支台歯の変位は0.1mm，粘膜の変位は0.4〜4mm（平均1.3mm）[12]とされており，この10倍近い被圧変位量の差をコントロールできないと支台歯の負担過重となり，欠損を一層拡大させるおもな要因[13-15]となるだろう．オルタードキャスト法は機能時に義歯の適合を最適化させ，口腔内の支持組織への応力均一化をはかった手法である．

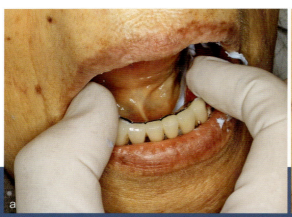
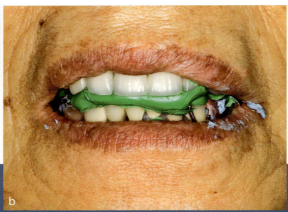

④オルタードキャスト法の印象採得
欠損部の粘膜面に接着剤塗布後，シリコーン印象材にて粘膜面の印象を採得する（a）．
その際重要なのは適合させたメタルフレームがずれないことである．
印象採得時に咬合させると粘膜面が沈下し，レストが浮き上がることがある．
ポイントとしてはレストが浮き上がらないように，術者の指でしっかり押さえることである．
そしてレストを押さえつつ，欠損部ろう堤の最近心側を加圧することで，レストが浮き上がらず加圧印象が採得できる．
印象材が硬化後，咬合採得を行う（b）．

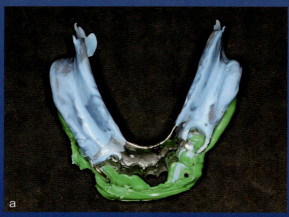
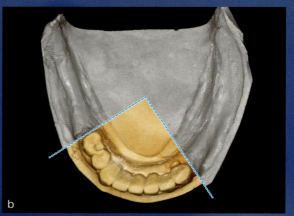

⑤オルタードキャスト法での印象面と分割する模型
粘膜面の精密印象（a）を欠損部をディスクにて切断した模型（b）に戻し，粘膜面に石膏を注ぐ．
無圧状態で採れた残存歯の模型と，適度に加圧された粘膜面の模型が一つとなる．

Point 7　適合を極める（オルタードキャスト法）（つづき）

臨床編―②遊離端欠損をパーシャルデンチャーでどう攻める 19

しかし，オルタードキャストとワンピースキャストでは支台歯の動揺に差を認めない[16]ともいわれており，むしろ，支台歯に対する応力はレストの数と場所，コネクターのリジッドさ，義歯床の適合に左右される可能性が高い[17].

よってオルタードキャストは，前提として応力に配慮した義歯の設計が十分になされている必要がある．

そして，臨床では大きな被圧変位量の顎堤粘膜とわずかな被圧変位のある残存歯を，各個トレーを用いて同時にシリコーン印象することが多い．また，メタルフレームも複雑な残存歯形態に完璧に適合させることは難しく，多少の誤差を含むことがある．そのわずかな誤差を補正するために，オルタードキャストは有効である．

Point 8　ハイジーン優先の設計

パーシャルデンチャーは衛生面に考慮した設計や管理が求められる．「パーシャルデンチャーは取り外しが可能なため口腔衛生を維持しやすい」と思われがちだが，実

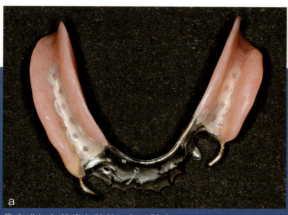
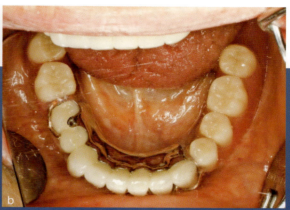

⑥完成した義歯と装着した口腔内
義歯床部を重合し完成する（a）．オルタードキャスト法の欠点はメタルとレジンの境界であるフィニッシュラインがステップになりやすいことである．
口腔内に装着し，メタルフレームが所定の位置に適合しているか確認する（b）．
特にレストの浮き上がりがないか，再度メタルフレームの適合を調べる．

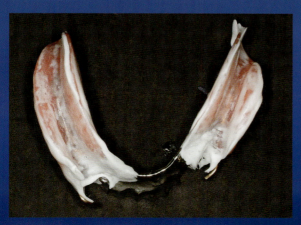

⑦適合試験
粘膜面の適合試験により欠損部はほぼ均一に加圧，適合していることがわかる．

Point 7　適合を極める（オルタードキャスト法）（つづき）

際のパーシャルデンチャーの衛生面は，固定性よりそれほど優れているわけではない[18〜22]．むしろ，可撤性と固定性を比較すると，定期的なリコールは固定性より多く行わないと口腔衛生が悪化する[23]ことがわかっている．

　しかし，ブリッジや固定性インプラント補綴がさまざまな要件から現実的でない場合の選択肢としてパーシャルデンチャーがあげられる[24]．その際は，支台歯周囲の自浄性が他の歯と比べて低く，衛生面の管理が強く求められること，支台歯の根面う蝕は支台歯ではない歯より多くみられること[25]等を念頭に，綿密な設計と患者への説明を行わなければならない．

　そして，補綴装置装着後は支台歯も含め徹底したセルフケアが行われているか，術者は注意を払う必要がある．直接維持装置と間接維持装置はプロービングデプスが深くなりやすく，プラークインデックスも高くなる傾向にあることにも注意しなければならない（下図参照）．

　さらに，遊離端欠損症例に対しパーシャルデンチャーを装着した中高年の患者は，歯周疾患で歯を失いやすく[27-35]，残存歯が装着5年以降で喪失しやすい傾向[36]があるため，患者に対して継続した口腔衛生へのモチベーションアップと，歯科医院での継続した口腔衛生管理は非常に重要である．しかし，逆にプラークコントロールがよく，残存歯周辺の骨による支持が十分あり，咬合も含めた補綴装置のメインテナンスがしっかりしていればパーシャルデンチャーの歯周組織の破壊は起きにくいともいわれており[20]，衛生管理がパーシャルデンチャーの予後を大きく左右することがうかがえる．

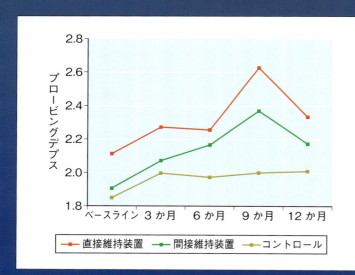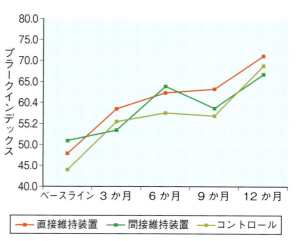

Point 8　ハイジーン優先の設計 (do Amaral, et al., 2010.[26])
直接維持装置は間接維持装置よりもその部位のプロービングデプスは深く，プラークインデックスも強くなるので注意が必要．

臨床編―②遊離端欠損をパーシャルデンチャーでどう攻める　21

Point 9　印象：役割に応じた床縁形態

　パーシャルデンチャーの床縁形態は，基本的に総義歯に準じる（インプラントオーバーデンチャーも同じ）．しかし，パーシャルデンチャーではクラスプなどの維持装置があるため，総義歯のような強い辺縁封鎖は不要となる．一般的に義歯床縁の厚みは，顎堤吸収が少ないと薄く，大きいと厚くなる．しかし，それだけでなく，求められる辺縁封鎖の程度により異なる強い辺縁封鎖が必要な総義歯ではコルベン状の厚い床縁が必要であり，反対に中間欠損のパーシャルデンチャーのように維持はクラスプが主で最小限の辺縁封鎖が十分な場合は，床縁は薄くなる．

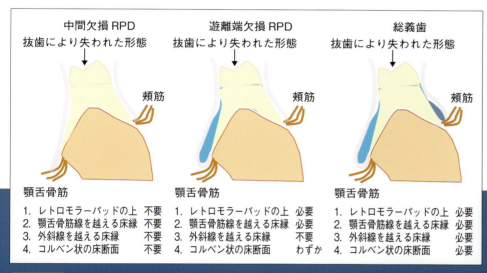

Point 9　印象：役割に応じた床縁形態――各義歯の床縁形態のポイント（亀田, 2017.[37]）

総義歯の維持力の主体は辺縁封鎖である．一方，中間欠損では維持力の主体はクラスプなどの維持装置であり，辺縁封鎖は最小限で済む．遊離端欠損では，欠損の前方ではクラスプの維持力が主で辺縁封鎖は少ないが，後方に行く程，辺縁封鎖の必要が生じる．これら辺縁封鎖の役割の大小により，床縁形態も微妙に異なる．

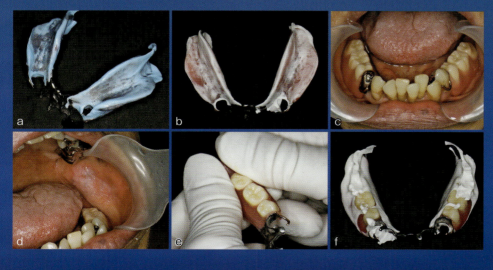

Point 9　印象：役割に応じた床縁形態

印象採得時には，患者に機能運動を行わせ（a），機能に調和した床縁形態を作る（b）．遊離端義歯の床縁形態は，レトロモラーパッドを覆い，舌側は顎舌骨筋線を越えて設定する．しかし，総義歯のようにコルベン状に床縁が厚くなることは少なく，前方部では残存歯歯槽部と義歯床が移動的な形態となることで自浄性が高まる（c）．後方部では，レトロモラーパッドの上で頬と舌が寄りそい，接触する（d）．パッドの上は薄く覆い，人工歯も，邪魔にはならない位置に排列（e），必要であれば削合し，後方の封鎖を高める（f）．

Point 10　咬合：臼歯部咬合支持と奥噛み習慣

　パーシャルデンチャーの咬合は，残存歯同士でガイドとなる歯があるのであればそれを優先し，側方運動の際，人工歯部は離開させる．ガイドとなる歯がない場合は，総義歯の咬合に準じ両側性平衡咬合を付与する．また，遊離端部の後方で咬合させると，義歯の沈下量が大きくなり，疼痛の原因となる．遊離端の後方1/3では咬合させないようにする．

　臼歯部による咬合支持の回復によって得られる奥噛み習慣は，すれ違い咬合を防止する．すれ違い咬合はIARPDの章を参考にしていただきたい．

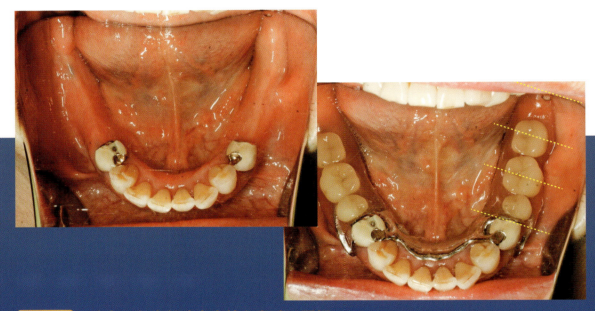

Point 10　咬合：臼歯部咬合支持と奥噛み習慣
遊離端の後方1/3では咬合させない．遊離端欠損症例において，前噛みの習慣があると上顎前歯を破壊し，すれ違い咬合へと移行しやすくなる．適合がよく残存歯と一体化した機能時に動きの少ない義歯を製作することで，臼歯部で噛みやすくなる．安定した奥噛み習慣は欠損の拡大を防ぐのに貢献する．

Case — 症例

以下，パーシャルデンチャーで対応した遊離端欠損症例を総覧する．

1 両側性の少数歯欠損への対応

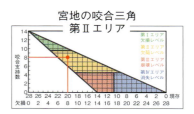

　固定性インプラント補綴は咬合機能回復に有用であるが，両側性で外科手術の範囲やインプラントの本数，それに伴う治療費の問題で適用できない患者も多く，可撤式義歯を適用する機会は多い．

　図9に掲げる患者は65歳女性で，右上ブリッジの違和感，下顎義歯（下顎臼歯部は40歳頃に抜歯しており，パーシャルデンチャーを装着していた）が緩いことを主訴に来院した．

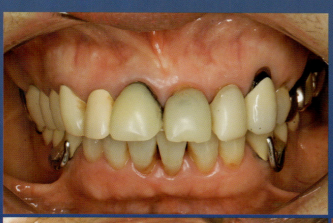

図9　初診時の口腔内
症例：65歳，女性
主訴：右上ブリッジに違和感．下顎義歯が緩い．
再初診：2005年5月（初診は1994年，54歳時）．

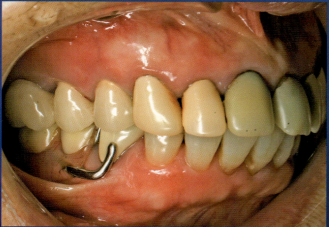
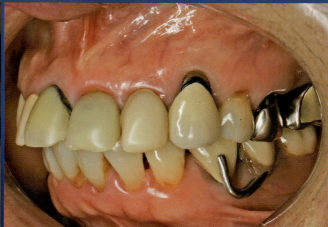

診断にあたっては，歯周組織の状況，力の関与，欠損パターンを複合的に勘案し，上顎はブリッジによる再補綴，下顎はインプラント固定性ブリッジ，IARPDも選択肢ではあったが，パーシャルデンチャーにより対応することとした．

　基本的にパーシャルデンチャーでは，強固なメジャーコネクター，シンプルなデザイン，適合のよさが求められる．本例では，RPIクラスプを選択し，遊離端欠損であるためオルタードキャスト法により粘膜面の支持が増強されるように調整した．完成した義歯は，メインテナンスにより調整しながら11年以上経過しても良好に使用されている．

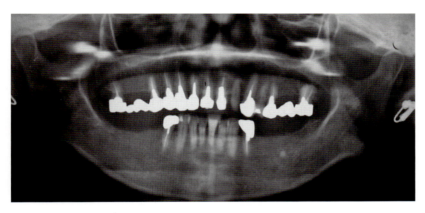

図10　1995年9月，55歳時のパノラマエックス線写真
これより前の40歳くらいのときに下顎臼歯部を抜歯し，パーシャルデンチャーを装着していた．

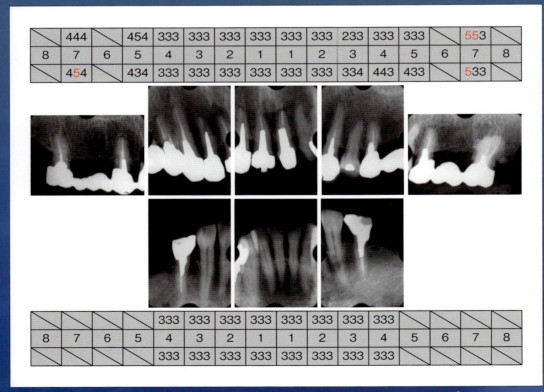

図11　1999年3月時のデンタルエックス線写真10枚法とプロービングチャート
再初診前は歯周基本治療を行い，補綴装置は経過観察となった．

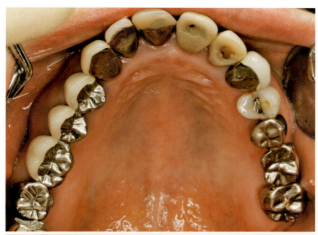

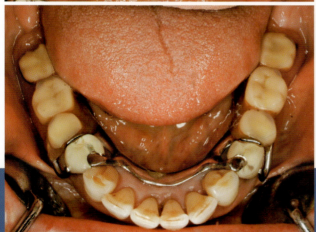
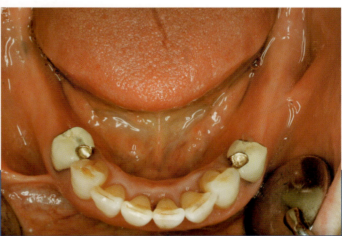

図12 再初診時（65歳）
残存歯20本．非喫煙，全身疾患なし．

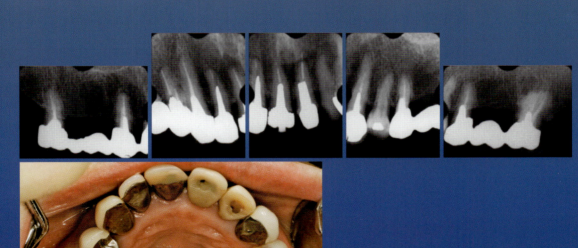

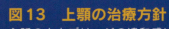

図13 上顎の治療方針
主訴の右上ブリッジの違和感は，ブリッジが一部脱離していたため，撤去することになり，他の不適合修復物も撤去し再治療する計画とした．

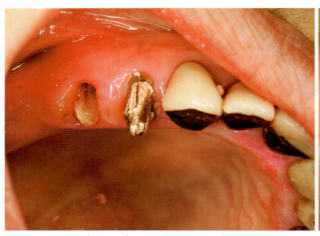
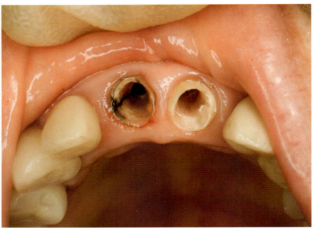

図14　５４|と１|の残存歯質の状態
５４|はフェルールが少なく，１|は遠心に破折線を確認した．

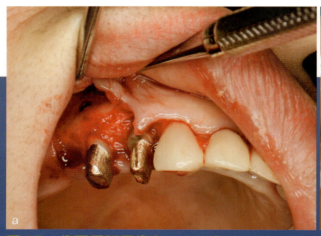
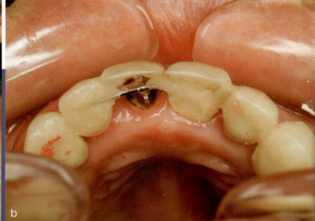

図15　歯冠長延長術とエクストルージョン
a：５４|は歯質を確保するために歯冠長延長術を行う．
b：１|は破折線部を歯肉縁上に出すためエクストルージョンを行った．

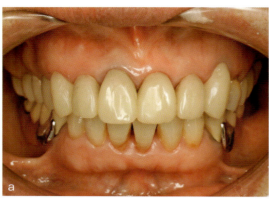
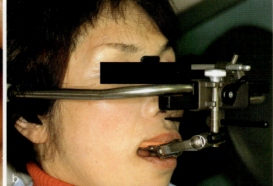
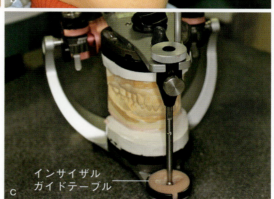

図16 上顎のプロビジョナルレストレーション

プロビジョナルにて約5か月経過観察し，垂直的顎間距離（咬合高径），水平的下顎位を評価した(a).
その間，仮着の脱離や破損などのトラブルはなく，ブラキシズムなどの破壊的な咬合力による影響は少ないと推測した.
適度に咬耗し患者の違和感もない咬合面形態を記録するために，フェイスボウトランスファーにて，左右外耳道の基準点に対する上顎の三次元的位置関係を記録した(b).
また，それをもとに咬合器に装着し，プロビジョナルの咬合面形態をインサイザルガイドテーブルに印記することで記録した(c).

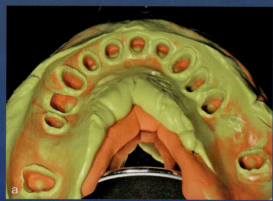
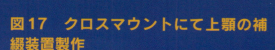
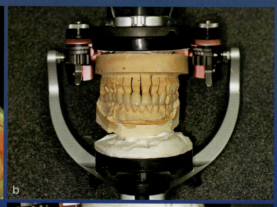
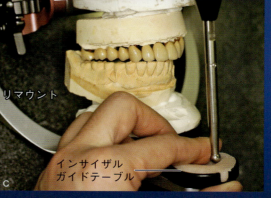

図17 クロスマウントにて上顎の補綴装置製作

本症例において，側方運動時のガイドは義歯の人工歯部ではなく残存歯で行われるので，プロビジョナルで安定した咬合面形態を最終補綴装置に再現するため，クロスマウントを行った(a, b).
さらに口腔内での試適後にピックアップ印象を行いリマウントすることで，インサイザルガイドテーブルに記録されたプロビジョナルの側方運動時の軌跡を最終補綴装置に再現した(c).

> **下顎の補綴治療計画**
> プラン1. パーシャルデンチャー（決定）
> プラン2. 固定式インプラント
> プラン3. 7|7 部にインプラントを埋入しIARPD

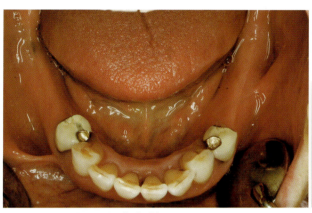
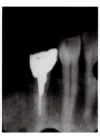
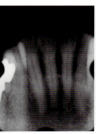
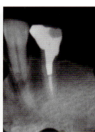

図18　下顎の治療方針
下顎は20年以上義歯を装着し慣れていた．
また上顎のプロビジョナルレストレーションで経過を見る間，仮着の脱離やレジンの咬耗などがほとんどなく，ブラキシズムなど破壊的な咬合力による影響は少ないと推測した．
そのため，インプラントは用いずパーシャルデンチャーでの補綴を計画した．

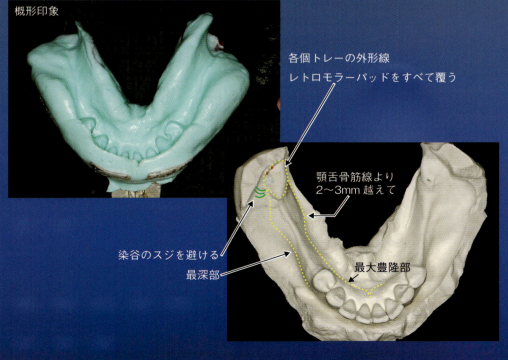

図19　概形印象と各個トレーの外形線
既製トレーとアルジネート印象材にて概形印象を採得した．残存歯は変形のないよう無圧印象を行う．そのため残存歯周囲は十分にリリーフしてから各個トレーを製作する．
欠損部の印象は遊離端欠損の義歯床外形の原則（p.21参照）に則り製作する．

臨床編―②遊離端欠損をパーシャルデンチャーでどう攻める　29

オルタードキャスト法（altered cast technique）

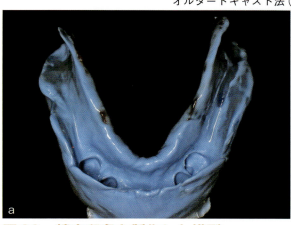
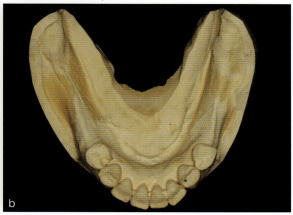

図20　精密印象と製作した模型
精密印象は残存歯に圧が加わり偏位しないように注意する．また欠損部の印象も患者に機能運動を行わせ，過長にならないようにする（a）．得られた模型（b）にてメタルフレームを製作する．

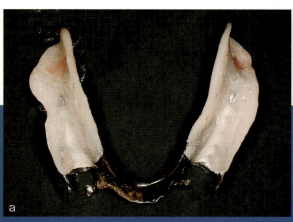
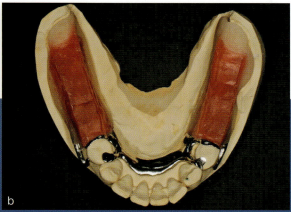

図21　ろう堤つきメタルフレーム
まずはメタルフレームが口腔内で適合するか確認，調整する．特にレストがレストシートに適合しているか確認する．また，欠損部内面の適合試験を行い，調整する．粘膜面はオルタードキャスト法で印象採得できるよう，あらかじめレジン（オストロン等）で製作する（a）．メタルフレームと粘膜面の適合が確認できたら，ろう堤の調整を行い仮の咬合採得を行う（b）．

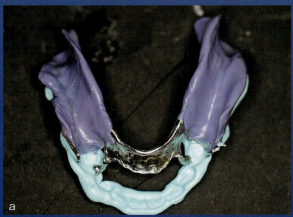
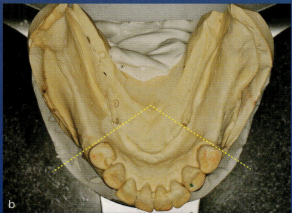

図22　オルタードキャスト法の印象と分割模型
粘膜面の印象採得をシリコーン印象材を用いて行う．硬化後咬合採得を行う（a）．
メタルフレームを製作した模型の欠損部を分割し削除する．その模型に粘膜面の印象体を戻し，粘膜面に石膏を注ぎ残存歯の模型と粘膜の模型を合体させる（b）．

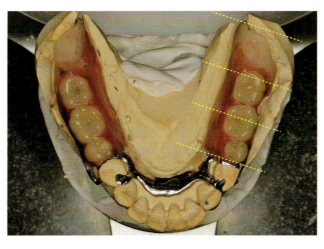

図23 人工歯排列
遊離端欠損の後方1/3では咬合接触を避ける．レトロモラーパッドを義歯床が薄く覆い，そのうえで，頬と舌が寄り添えることを邪魔しない位置に人工歯を排列する．それにより，欠損後方部の辺縁封鎖が容易になる．

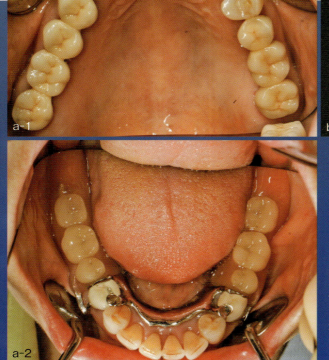

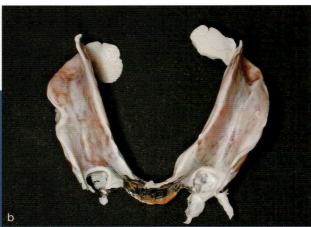

図24 補綴終了時の口腔内咬合面観と義歯
上顎臼歯部は固定式のブリッジにより，前歯部はオールセラミックス（単冠）にて補綴．下顎はRPIクラスプを用いた遊離端義歯とした（a）．
オルタードキャスト法にて適合を高めた結果，適合試験により均一に粘膜と適合していることがわかる（b）．

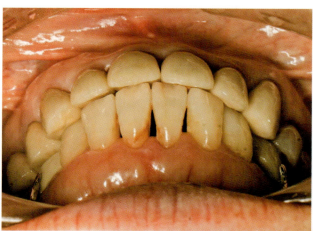

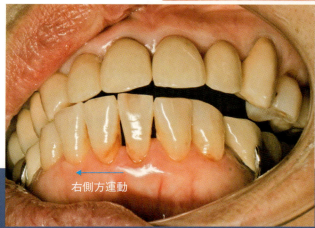 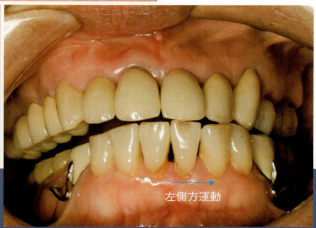

図25　側方運動時の咬合様式
側方運動時に残存歯同士で咬合接触するため，それらを優先し義歯の人工歯ではガイドしないようにした．

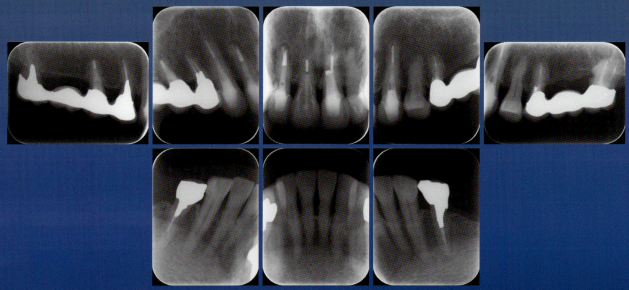

図26　メインテナンス5年（71歳）時のデンタルエックス線写真（2011年5月）
失活歯が多く，支持組織も十分とはいえないが，歯の動揺，修復物の脱離，歯根破折もなく経過している．この症例では，ブラキシズムなど過大な咬合力は影響していないと推測する．そのため，ナイトガードも製作せずにメインテナンスを行っている．

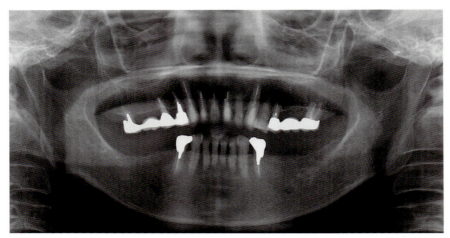

図27　メインテナンス9年（74歳）時のパノラマエックス線写真（2015年4月）
顎関節の異常もなく，下顎の顎骨吸収はほとんどない．

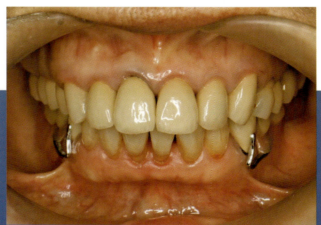

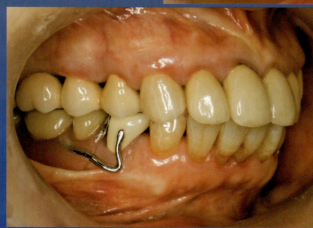 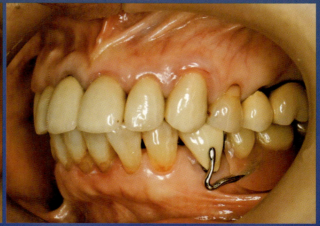

図28　メインテナンス11年（76歳）時の口腔内写真（2016年12月）
11年間，定期的（3〜6か月ごと）にメインテナンスを行っている．来院時には歯科衛生士による歯周組織やプラーク付着状況の確認と口腔内PMTC，義歯の洗浄を行う．また歯科医師により，咬合や義歯の適合の確認，調整を行う．年齢が高くなるとセルフケアが十分にできなくなりやすい．そのような場合は，プロフェッショナルケアの頻度を多くしていく．

■本症例の考察

　もし，患者の年齢が若く，義歯の使用経験も少なく慣れていなければ，下顎の臼歯部を固定式のインプラント補綴にする治療計画は，確実な臼歯部咬合支持を考えるうえでまず検討すべきである．また，ブラキシズムなど咬合力が強い場合にも，下顎の前歯部のつき上げで上顎前歯部が動揺したり，歯根破折するリスクもあるため，固定式インプラント補綴は有効である．

　しかし本症例では，患者の年齢や希望，歯周環境，義歯への慣れ，そして治療途中から得られる咬合力がさほど強くないという推測から，下顎はクラスプデンチャーで対応した．経過が良好なのは，「この欠損形態だから，この補綴」と単純に決めず，口腔内所見やエックス線所見等，患者の「みえる情報」だけでなく，義歯の慣れや咬合力の問題等「みえない情報」を考慮し，総合的に診断した結果と考える．

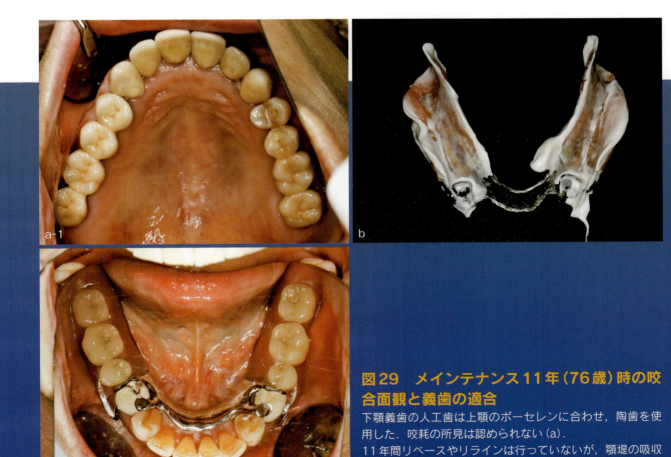

図29　メインテナンス11年（76歳）時の咬合面観と義歯の適合
下顎義歯の人工歯は上顎のポーセレンに合わせ，陶歯を使用した．咬耗の所見は認められない(a)．
11年間リベースやリラインは行っていないが，顎堤の吸収もほとんどなく粘膜面が適合していることがわかる(b)．

Case — 症例

2 片側性の少数歯欠損への対応

Kennedyの分類
Ⅱ級

Eichnerの分類
C2

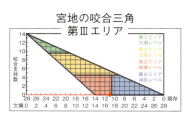
宮地の咬合三角
第Ⅲエリア

　臼歯部も残存する片側の少数歯遊離端欠損は，可撤式義歯で補綴してもその咀嚼能力の向上は期待できない．患者は義歯を装着する違和感のほうが問題で，次第に義歯を使用しなくなることが多い．片側性の少数歯遊離端欠損では，固定性のインプラント補綴を優先する．

　しかし，特に高齢の患者ではインプラントを希望しない場合も多く，患者に義歯の使用経験がある場合は，パーシャルデンチャーによる対応も検討する．口腔内を一覧

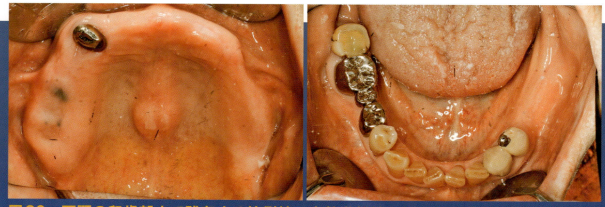

図30　下顎の臼歯部まで残存する片側性の少数遊離端欠損では，患者はなかなか義歯を使用してくれない
インプラントは行わず，パーシャルデンチャーを製作することになった．口腔内を一覧すると，6⏋に欠損があり，ブリッジが装着されていた．そこで，ポンティックを除去し，中間欠損として有効活用することとした．

下顎の補綴治療計画
プラン1．⏊57 にインプラントを埋入し固定式ブリッジ
プラン2．パーシャルデンチャー（決定）

し，もし遊離端欠損の反対側に中間欠損が存在した場合，その中間欠損の積極活用を検討する．片側の少数歯遊離端欠損に対し，片側処理にて舌下部を通る床を除く方法もあるが，義歯の維持安定は難しい．むしろ，反対側の中間欠損部にガイドプレーンを設置し，クラスプをかけることで把持効果が大きくなり，動きの少ない義歯とすることができる．

■ 本症例の考察

　片側性の少数歯欠損では，片側処理にてパーシャルデンチャーを製作しても，義歯が動きやすく，複数歯の比較的前方の歯にもクラスプをかけることになるため，審美的にも不利となる．一方，反対側まで延長することで，義歯の安定はよくなるが，舌房が狭くなりやすく，違和感につながる．本症例のように，たまたま反対側に欠損がある場合は，それを利用するのも一案であり，把持面が増えることで，義歯は格段に安定する．

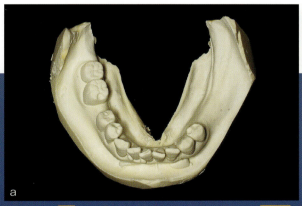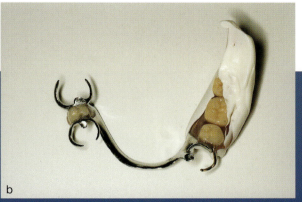

図31　6⎦のポンティックを切断し，⎣75の欠損側には着脱方向と平行になるようにガイドプレーンを設置した
左下の遊離端欠損部は近心に，レストシート右下の中間欠損部は欠損側にレストシートを形成した(a)．製作した義歯の遊離端側は近心レストとし，遠心にはプロキシマルプレート，頬側はPGAワイヤークラスプとし，RPAクラスプの設計にした．中間欠損側はエーカースクラスプとした(b)．

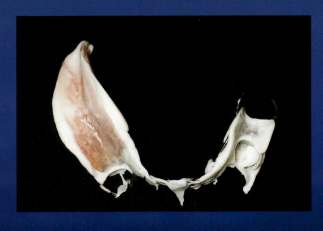

図32　完成した義歯の適合状態
適合がよく，機能的に動きが少ないパーシャルデンチャーとなり，患者は継続して使用している．

Case — 症例

3 片側性の多数歯欠損への対応

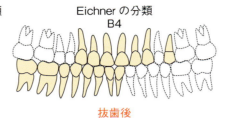
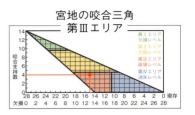

遊離端欠損が進み，片側に多数歯にわたる欠損が存在すると，片側の臼歯部の咬合支持が失われた状態となり，下顎位を保つことが難しくなる．反対側の残存歯にも負担がかかり，両側性の遊離端欠損や，以下の症例のようなすれ違い咬合の一歩手前の状態へ移行しやすい．インプラントで対応する場合は，本数の増加から固定式インプラント補綴を躊躇する患者も多く，IARPDもできない場合はパーシャルデンチャーでの対応となる．その場合は片側は残存歯による咬合支持で，もう一方の片側は顎堤粘膜による咬合支持と，左右差が大きい．

欠損と反対側の把持力を極力持たせ，残存歯と義歯を一体化することで義歯の挙動を少なくする．義歯床も小数歯欠損の場合と比べ，辺縁封鎖の維持力を強めた形態とし，後方の離脱力に抵抗する．多くの症例で下顎位が偏位していることがあり，下顎位の修正を含む．一口腔単位での治療が必要となる．

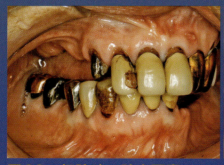
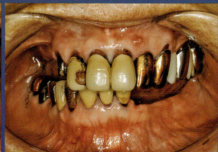
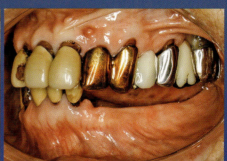

図33　初診時口腔内写真
症例：64歳女性（主婦）．
初診：2002年6月．
主訴：3│脱離，義歯が合わない．よく噛めるようにしてほしい．
全身疾患として喘息があり，喘息の治療薬を服用していた．
臼歯部の咬合支持が失われ，すれ違い咬合一歩手前の症例．

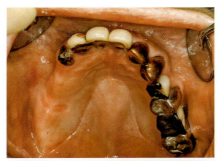
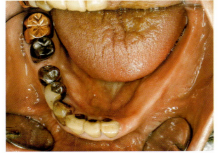

図34　初診時咬合面観（義歯なし）
問診により臼歯部は歯周疾患が進行し抜歯に至ったこと，またその後インプラントも行ったが，動揺し撤去した既往があったことを確認．

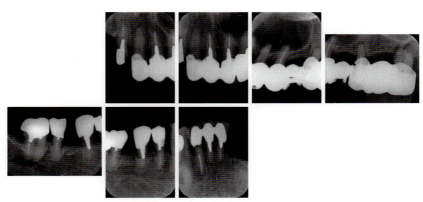

図35　初診時デンタルエックス線写真（2002年6月）
歯根は短く支持組織は少なくなっており，歯冠歯根比がよくない．|2 の根尖部には|1 から|3 遠心にまで及ぶエックス線透過像があり，歯根端切除を行った後はさらに歯根が短くなる．

図36　初診時プロービングチャート
エックス線では支持組織は少ないが，現在は|7 が保存不可能である以外は，軽度の歯周炎があるくらいであった．

上下顎の補綴治療計画
プラン1．上下顎パーシャルデンチャー（決定）
プラン2．上下顎に1本ずつインプラントを埋入しIARPD
プラン3．上下顎に複数本のインプラントを埋入し固定式
　　　　　インプラントブリッジ

臼歯の咬合支持がないため，インプラントを併用した補綴方法を提案した．しかし，患者は過去にインプラント治療を受けたものの抜去に至った経過から，パーシャルデンチャーによる補綴を希望した．

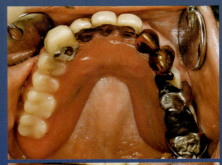
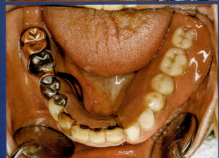

図37　使用していた義歯
残存歯での咬合は前歯のみであり，すれ違い咬合直前の状態．

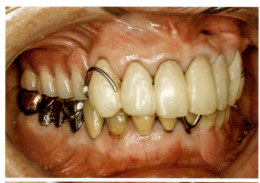
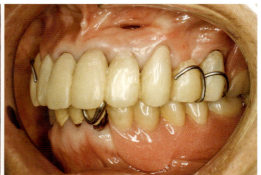
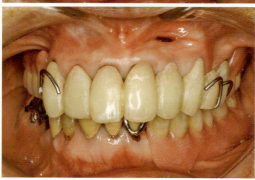

図38　プロビジョナルレストレーション

2̲ の根尖に大きな歯根嚢胞があり，開窓療法により外科的な除去を行っている．上顎残存歯はテンポラリークラウン，欠損部は治療用義歯を装着した．下顎はまずは治療用義歯を装着し，下顎位の修正を行った．

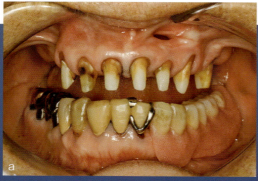
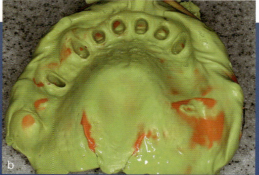

図39　上顎の支台歯（a）と印象採得（b）

下顎は残存歯の削合と治療用義歯にて，咬合平面を揃えた．それに合わせ，上顎から補綴した．

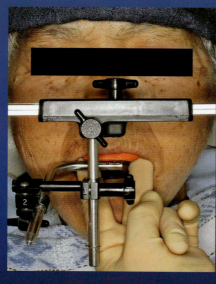
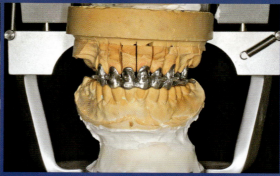

図40　フェイスボウトランスファーと咬合器マウント

上顎の頭蓋に対する位置関係を咬合器に再現するためにフェイスボウトランスファーを行う．

臨床編─②遊離端欠損をパーシャルデンチャーでどう攻める　39

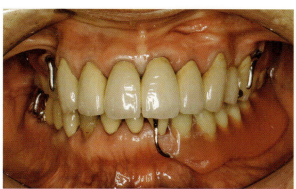

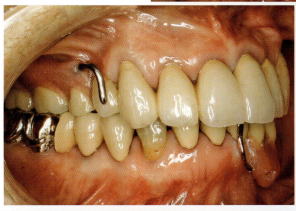 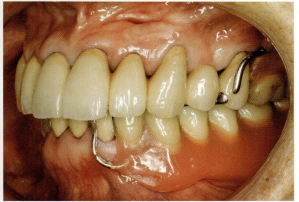

図41　クラスプデンチャー装着時
上顎の臼歯部欠損部は，クラスプデンチャーを製作した．また下顎も，残存歯の歯冠修復と，クラスプデンチャーを製作した．

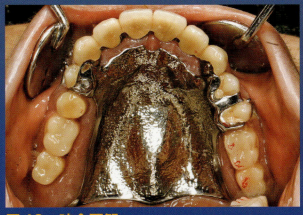 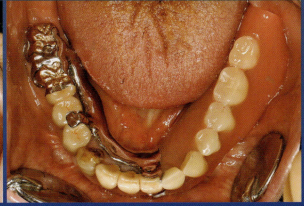

図42　咬合面観
上顎のブリッジは，支持組織も少ないため，すべて連結し，4|は延長ポンティックを設計した．遊離端欠損に対し，近心のレストを設け，義歯での臼歯部咬合支持を増強するため，床は後縁まで覆い，総義歯と同等とした．下顎は，遊離端欠損側の|1の舌側にシングラムレストを設け，沈下しないようにした．片側多数歯欠損のため，反対側にも複数のクラスプやマイナーコネクターを設置し，リジッドな設計とした．

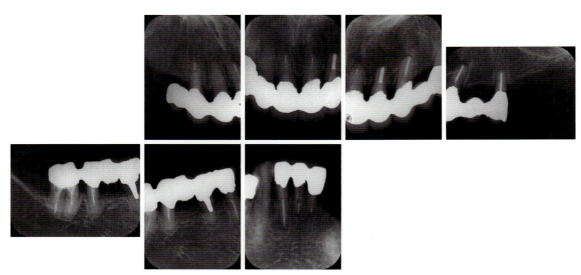

図43 メインテナンス時（2004年）のデンタルエックス線写真
全体的に歯根が短く，支持組織も減少していたため，残存歯は連結した．支持骨は水平性で安定している．

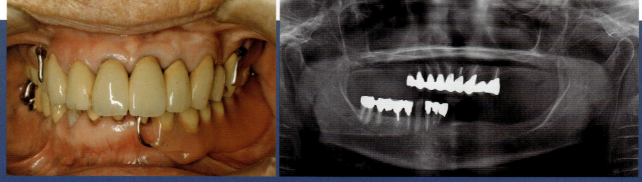

図44 メインテナンス7年後（2010年3月）の口腔内写真とパノラマエックス線写真
患者は72歳となった．義歯の人工歯は咬耗により，臼歯部の咬合支持が低下しないよう陶歯を用いた．メインテナンス時には，義歯内面の適合を確認し咬合調整を行っている．その結果，義歯の修理やリラインを行うことなく推移している．

■ 本症例の考察

　片側多数歯欠損で，かつ高齢者や全身疾患のある患者では，インプラントの適用が難しくなることがある．患者も無補綴では食事がしにくいため，可撤式義歯で対応する機会も多くなる．しかし，欠損が多いと，残存歯同士の咬合が不安定となり，下顎位の偏位を起こしやすい．可能であれば欠損部遠心部1本でもインプラントを埋入し，IARPDとすることで可撤式義歯の咬合支持を増強し，下顎位の保持しやすい環境が作れる．しかし，インプラントを希望せず，パーシャルデンチャーで対応する場合は，義歯床の沈下が少なくなるよう適合がよく，かつフレームのしっかりしたよりリジッドな義歯を設計する．また，定期的なメインテナンス時に顎堤の吸収による義歯床の不適合がないか，そして人工歯の咬耗などによる咬合の変化がないかを確認，修正することは必須である．

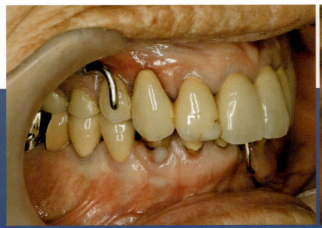
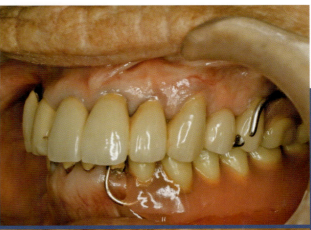
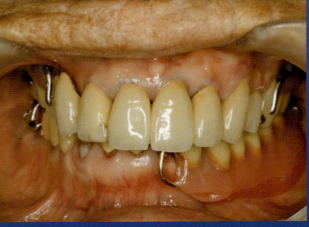

図45　メインテナンス13年後（2016年4月）
患者も78歳となりセルフケアが不十分となってきた．今後はプロフェッショナルケアを主体にメインテナンスしていくことになる．

Case — 症例

4 両側性の多数歯欠損への対応

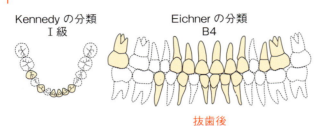
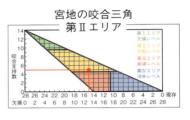

　両側性に臼歯部の咬合支持が失われると，残存歯の負担が大きくなり咬合崩壊が進みやすい．欠損歯数も多くなり，経済的な負担から固定式のインプラント補綴を選択できる患者は一部となる（**図46**）．咬合崩壊の進行を食い止めるための方策を考える必要がある．両側の遊離端欠損の遠心部に左右1本ずつインプラントを埋入し，IARPDとすることも有効な対策となる．インプラントができずにパーシャルデンチャーで対応する場合は，できるだけ残存歯と義歯を一体化し，機能時の義歯の挙動を少なくすることで，安定した両側性の奥噛み習慣を達成することがポイントとなる

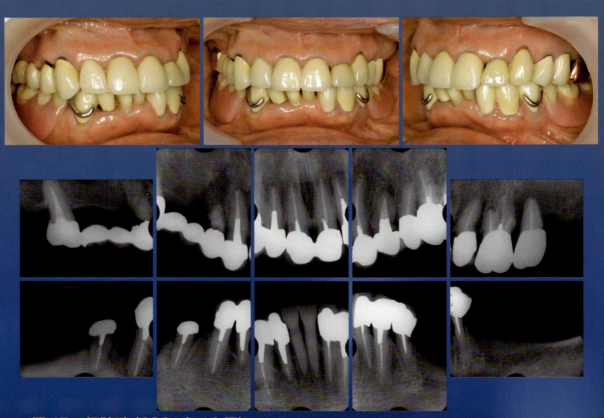

図45　初診時（2001年10月）
症例：73歳女性．主訴：上顎の歯肉腫脹と下顎義歯の不適合．下顎はパーシャルデンチャー．上顎にはブリッジを装着していた．

(図47～49)．下顎の両側性多数歯欠損の場合，残存する歯の対合である上顎前歯部が失活歯や動揺歯などの場合，前噛み習慣により上顎前歯の歯根破折，補綴装置の破損，動揺度の増加などの問題を起こしやすい．上顎前歯部を連結補綴するなどの補強やナイトガードの装着も検討する．

下顎の補綴治療計画
プラン1．固定式インプラント補綴
プラン2．IARPD
プラン3．パーシャルデンチャー（決定）

年齢および全身疾患のため，インプラントは用いず，パーシャルデンチャーにて補綴する計画とした．

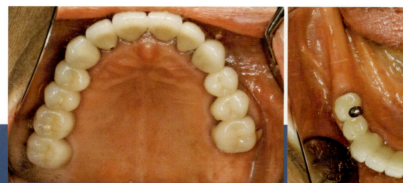
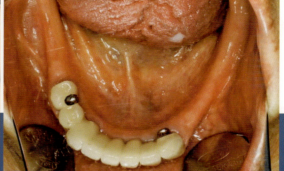

図47　残存歯の補綴後の咬合面観
下顎の欠損部は高齢と全身疾患のためインプラントは行わずパーシャルデンチャーでの補綴とした．5|の舌側近心にレストシート，|3 の舌側にはシングラムレストを設計した．上顎は 4|47 を抜歯後，ブリッジにて補綴し，2+2 は単冠ではなく連結を行った．

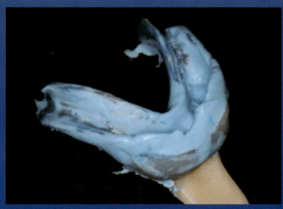
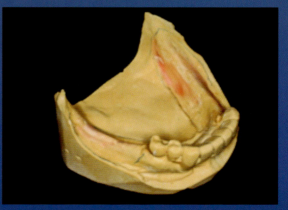

図48　下顎の精密印象と作業模型
金属床のメタルフレームを残存歯に正確に適合させるためには，各個トレーの残存歯周囲をリリーフし，残存歯に印象時に圧が加わり，歯の移動がないようにする．

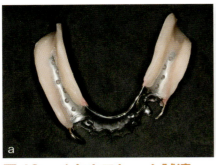 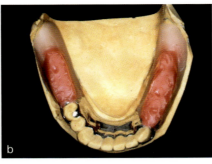 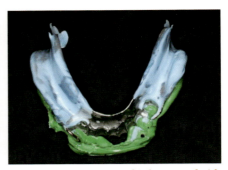

図49　メタルフレーム試適
メタルフレームが口腔内で適合するように調整する．特にレストが浮き上がっていないか確認する．粘膜面はレジンで製作し (a)，オルタードキャスト法を行うことを予定する．粘膜面の適合も確認した後，仮の咬合採得をする (b)．

図50　オルタードキャスト法のための印象採得
粘膜面のシリコーン印象を採得し，シリコーンが硬化後，咬合採得を行う．

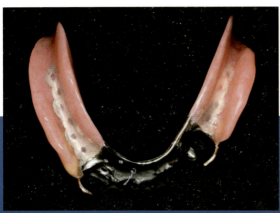 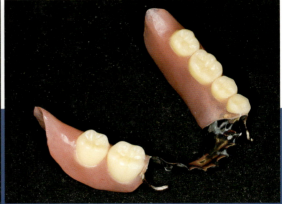

図51　完成したクラスプデンチャー
頰側の維持腕は弾性があり，高齢者でも着脱がしやすいようPGAワイヤークラスプとした．

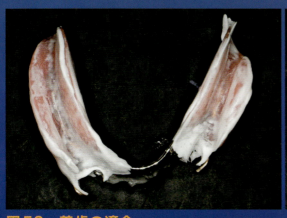 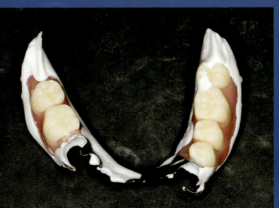

図52　義歯の適合
オルタードキャスト法を併用すると，義歯粘膜面の適合はよくなる．

■ 本症例の考察

　両側性多数歯遊離端欠損では，残存する下顎前歯部で患者は噛もうとするため，前噛み習慣になりやすい．その結果，上顎前歯部につき上げの力が加わり，上顎前歯部が歯の動揺，歯根破折，修復物の破折などが起こりやすい．臼歯部での咬合支持を確立しておかなければ，その後前後的なすれ違い咬合や，コンビネーションシンドロームに移行する心配がある．臼歯部咬合支持の確立には，インプラントの使用が確実である．それができずにパーシャルデンチャーで対応する場合には変形の少ない，強固なメタルフレームを設計し，よりリジッドに，残存歯と一体化させることが重要である．また，下顎前歯舌側をミリングしたり，メタルアップにより把持効果を高めることで，よりリジットな義歯となる．また，ナイトガードを装着し，夜間の過大な咬合力から上顎前歯部を守るようにすることも一策である．

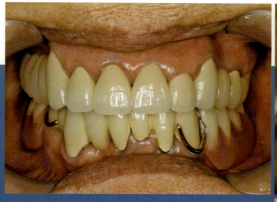
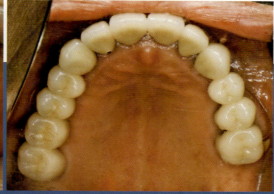
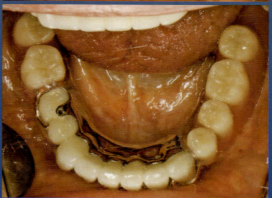

図53　パーシャルデンチャーを装着した口腔内写真（2014年10月）
患者86歳．高齢ではあるが，セルフケアができており，プラークは少ない．

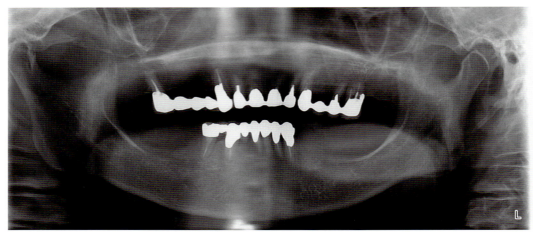

図54　メインテナンス時のパノラマエックス線写真（2015年5月）
患者は86歳となり，通院も大変になってきている．今後あまり大がかりな治療はできず，現状を維持することを考える．前歯のつき上げによる上顎前歯部の破損を最小限にするために，ナイトガードの使用を勧めた．

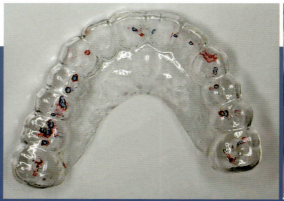 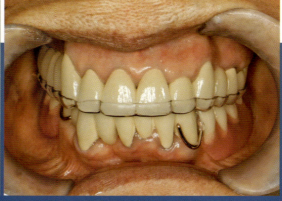

図55　ナイトガード装着

Case―症例

5 左右すれ違い咬合への対応

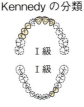
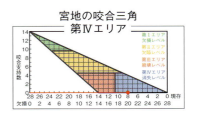

　欠損がさらに拡大し，残存歯の配置が悪いと咬合支持歯数が0となり，すれ違い咬合と呼ばれる状態になる．残存歯に対合するのが顎堤となり，加圧，受圧のバランスが崩れる．顎堤は異常吸収しやすく，咬合平面も乱れる．噛んだとき顎堤粘膜は痛みが生じやすく，義歯の挙動が大きくなるため維持装置の緩みや義歯の破損が生じやすくなる．

　加圧，受圧の差を少なくするために，受圧要素の補強でインプラントの併用が有効である．しかし，すでに顎堤がダメージを受け，顎堤が大きく吸収している場合が多く，インプラントの埋入が容易にはできないことがある．

　インプラントの併用ができない場合，加圧，受圧の差を少なくするために，加圧要素を減弱するために，歯冠を切断しオーバーデンチャーとすることも一案である．また残存歯と義歯をより一体化させるために，コーヌステレスコープなどの二重冠義歯や残存歯を補綴しミリングすることで，義歯との一体化を図る手法がある．しかし，すれ違いとなった配置ではコーヌス力は発揮できず，顎堤の吸収とともに維持力の低下や内冠の脱落，歯根破折などが増加する．

　臨床において上記方法が外科的侵襲，治療費，心理的問題などでできない場合も多く，維持力の調整が容易なクラスプデンチャーでの対応も意外と有効である．

　その場合はクラスプデンチャーにおいても，加圧，受圧のアンバランスによる問題を少なくできるよう，顎堤の耐圧面積を増やす（特に上顎），歯冠歯根比を改善し咬合平面を揃える，残存歯を連結固定する，ミリングないしメタルアップし残存歯と義歯を一体化する等の工夫が必要である．また長期的には顎堤吸収は避けられないため，義歯床のリラインや咬合調整などをメインテナンス時に定期的に行う必要がある．

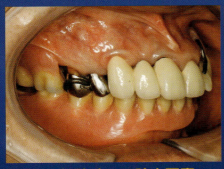
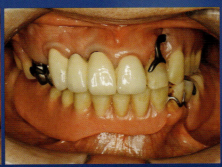
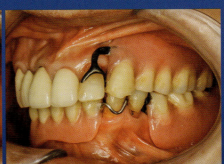

図56　初診時の口腔内写真
症例：77歳女性．主訴：入れ歯が合わない．初診：2013年12月．

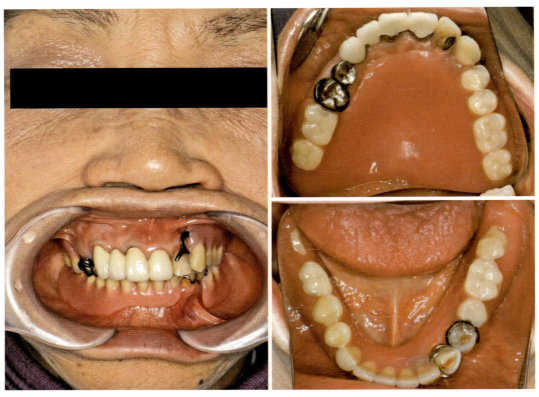

図57 初診時の正面観と咬合面観

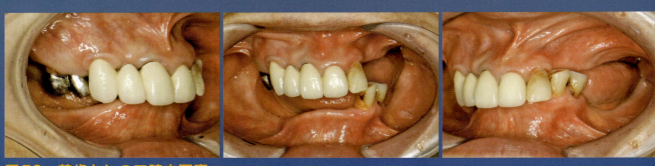

図58 義歯なしの口腔内写真
残存歯同士の咬合接触がなく，いわゆる左右すれ違い咬合の状態．

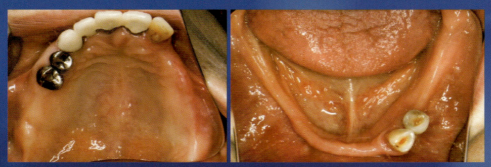

図59 義歯なしの咬合面観

臨床編—②遊離端欠損をパーシャルデンチャーでどう攻める　49

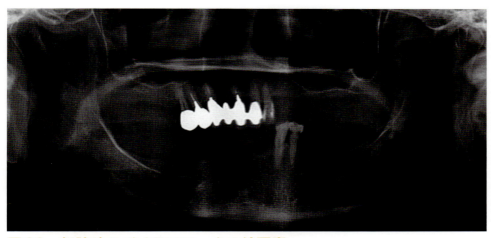

図60　初診時のパノラマエックス線写真
支持組織が減少し，歯冠歯根比が1：1くらいになっている．
|2 には1度の動揺があった．
|34 には隣接面う蝕が確認できる．

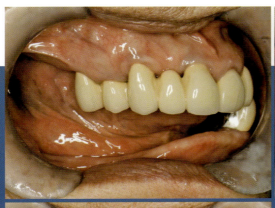
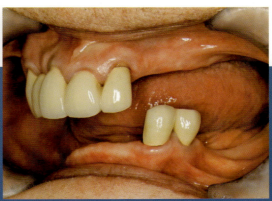
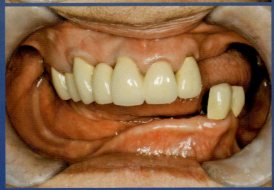

補綴治療計画
プラン1.　上顎は |3 部にインプラントを埋入し
　　　　　 IARPD，下顎は 6|，3|，|6 部に埋入
　　　　　 しIARPD
プラン2.　上下顎パーシャルデンチャー（決定）
プラン3.　上下顎天然歯のオーバーデンチャー
　　　　　（または内外冠の二重冠義歯）

図61　残存歯の補綴
患者はインプラントは希望せず，欠損部はパーシャルデンチャーでの補綴を計画した．
すれ違い咬合における残存歯と対顎の顎堤の加圧と受圧のアンバランスを少しでも解消するために残存歯と義歯を一体化することを考えた．
コーヌステレスコープのように内外冠による二次固定による一体化もあるが，本症例では残存歯を一時固定し，リジッドなクラスプデンチャーとする計画とした．
クラスプデンチャーは将来起こりうる顎堤吸収の際にも，維持力の調整や修理が容易であり，残存歯修復物の脱離や歯根破折を起こしにくい特徴がある．

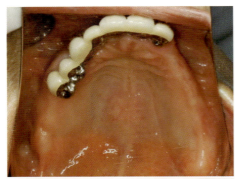
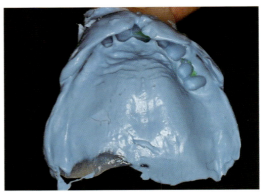

図63 上顎の精密印象

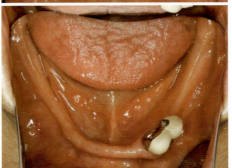

図62 残存歯補綴後の咬合面観

上顎は動揺のある |2 を含め連結した．5| には近心レスト，|2 にはシングラムレストを設計し口蓋側面はブレーシング面を形成した．
下顎もう蝕があり，咬合平面の改善，歯冠形態の修正のため，クラウンで補綴し連結した．
|3 はシングラムレスト，|4 に近心レストを設計し，上顎と同様に舌側面にはブレーシング面を形成した．

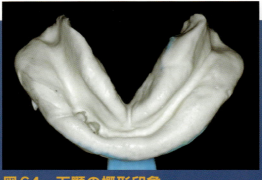
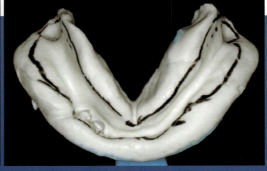

図64 下顎の概形印象

アルジネート印象材により概形印象を採得し，10Bくらい軟らかい水溶性鉛筆にて各個トレーの外形線を記入しておく．多数歯欠損のパーシャルデンチャーの各個トレー外形線は，ほぼ総義歯に準じた外形とする．

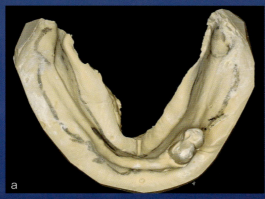
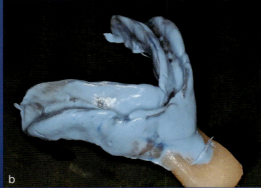

a　　　　　　　　　　　　　　　　　　b

図65 各個トレーの外形線と精密印象

アルジネートに記入した外形線が石膏模型上にうっすらと転記されるので，それを目安に各個トレーを製作する．トレーを用いてシリコーン印象材にて精密印象を採得した．

臨床編―②遊離端欠損をパーシャルデンチャーでどう攻める 51

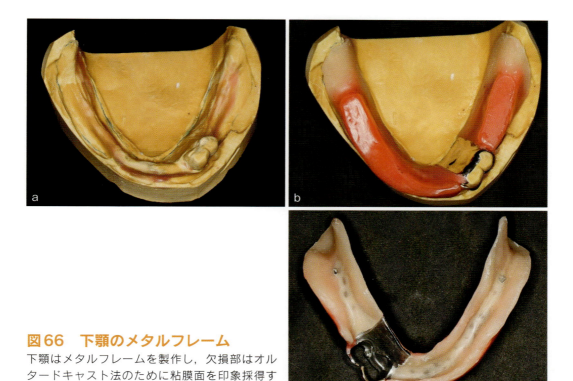

図66 下顎のメタルフレーム
下顎はメタルフレームを製作し，欠損部はオルタードキャスト法のために粘膜面を印象採得する．

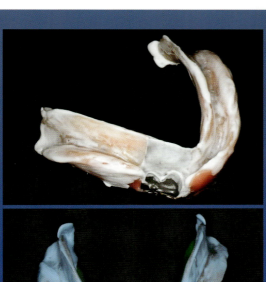

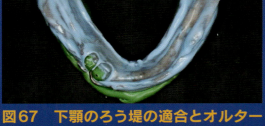

図67 下顎のろう堤の適合とオルタードキャスト法のための印象採得
基礎床の適合を確認後，シリコーン印象材にて粘膜面を印象採得する．
硬化後，咬合採得も行う．

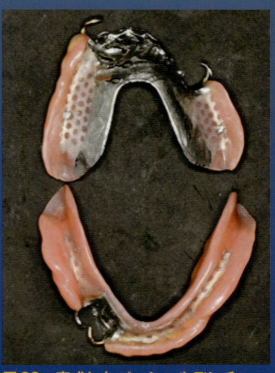

図68 完成したパーシャルデンチャー
上顎の義歯後縁は，本来は耐圧面積を増やし，総義歯と同等にしたい．しかし，患者に嘔吐反射はなかったが発音時の違和感を訴えたため馬蹄型とした．上下顎ともメタルアップにより残存歯と義歯のブレーシング面の適合を高め，リジッドに一体化する義歯とした．

■ **本症例の考察**

　すれ違い咬合症例では，受圧と加圧のアンバランスのため，装着後も義歯の沈下が進み，不適合となる．これを最小限にするには，できるだけ残存歯と義歯を一体化することが必要である．支持としてのレストシートと把持としてのガイドプレーンを残存歯に可能な限り設定し，義歯の垂直，水平方向の動きが，残存歯と一体化するようにする．維持としてのクラスプは必要最低限で十分である．

　すれ違い咬合の症例において，インプラントを適用できない場合，残存する歯と義歯を一体化させるためにコーヌステレスコープのように内外冠とする場合や，残存歯の歯冠を切断して，マグネットアタッチメントなどを装着し，オーバーデンチャーとする手法もある．残存歯と義歯を一体化させるには，コーヌステレスコープが最もリジッドといえるが，顎堤が吸収するとダイレクトに支台歯にストレスがかかり，歯根破折や内冠の脱離などのトラブルも多い．すれ違い咬合にクラスプデンチャーを応用する方法は，顎堤が吸収した場合，クラスプの変形などでストレスブレークされ，歯根破折までには至らないことが多い．クラスプデンチャーにおいても，よりリジッドになる設計を付与することで，すれ違い咬合症例に適応することができる．

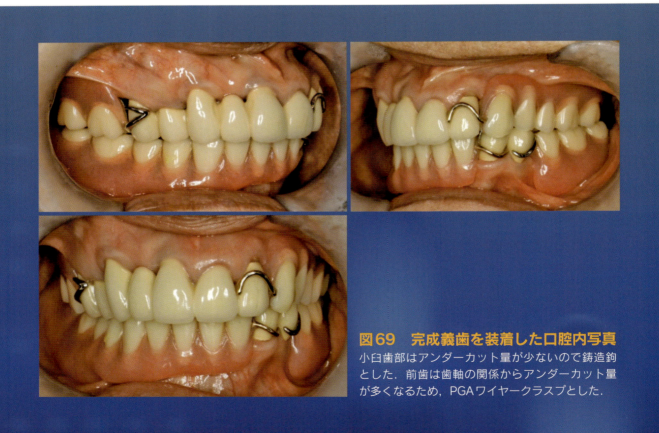

図69　完成義歯を装着した口腔内写真
小臼歯部はアンダーカット量が少ないので鋳造鉤とした．前歯は歯軸の関係からアンダーカット量が多くなるため，PGAワイヤークラスプとした．

本症例では|2 の遠心に対合歯の|3 が噛み込む状態であった．
　|2 の人工歯口蓋側にメタルフレームを延長し，|3 と噛ませることで，あたかも|3 が延長ポンティックで噛んでいるような感触で上顎のブリッジと一体化することができる．それにより疑似的にすれ違い咬合の要素を希釈することができる．

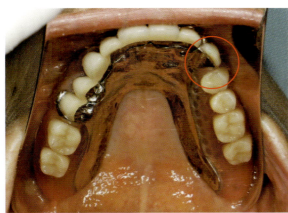
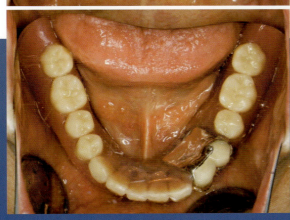
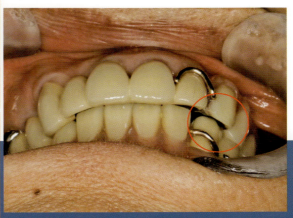

対合歯を金属床で噛ませる
→二次的な咬合支持に

図70　完成義歯の咬合面観
左右すれ違い咬合の症例をクラスプデンチャーで対応する場合は，できるだけ残存歯と義歯を一体化し，安定した奥噛み習慣を定着させる．

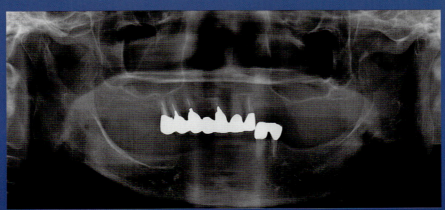

図71　メインテナンス時のパノラマエックス線写真

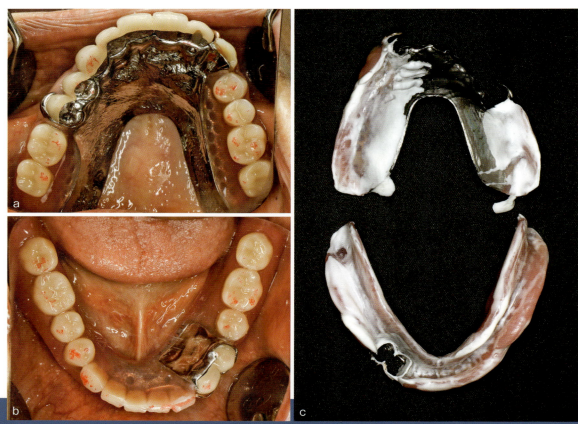

図72　装着2年後の咬合と適合状態

3̲4̲が噛み込む3̲まで金属床のプレートを延ばしたことで残存歯と一体化し(a)，上顎の粘膜の適合は左右差が少ない(c)．しかし右上の残存歯が噛み込む右下欠損部は，義歯は沈下し，適合に左右差が出ている(c)．すれ違い咬合では，経年的に顎堤の吸収による義歯の適合の悪化や下顎位の偏位は避けられないといえる．特に前後的なすれ違い咬合よりも，左右のすれ違い咬合で顕著である．それゆえ，定期的なメインテナンス時に確認と調整を継続する必要がある．

臨床編―②遊離端欠損をパーシャルデンチャーでどう攻める

Case―症例

6 審美性ではアタッチメント義歯 両側性の多数歯欠損への対応

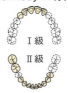
Kennedyの分類
Ⅰ級
Ⅱ級

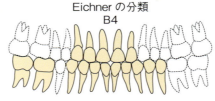
Eichnerの分類
B4
抜歯後

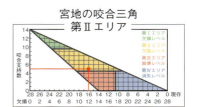
宮地の咬合三角
第Ⅱエリア

　インプラントを用いないパーシャルデンチャーにて対応する場合，クラスプの部位によっては審美的な障害が生じることがある．歯冠をカットしオーバーデンチャーとする方法や，内冠を装着し二重冠義歯とする場合，義歯を外した際の審美的な不満を訴えることもある．また，ノンメタルクラスプ義歯とする方法では，歯周疾患やう蝕のリスクが高い患者では適用すべきではない．アタッチメント義歯は審美的であるとともに，支台歯周囲を義歯床が覆うことも少なく，自浄性に優れるという利点がある．一方，欠点として治療費が高額になりやすい，支台歯の補綴が必要となる，治療方法が複雑で治療期間も長い，修理が複雑といったことがあげられる．

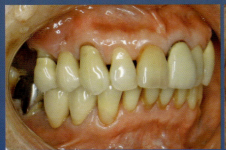
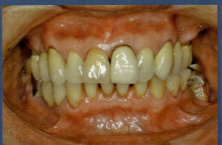
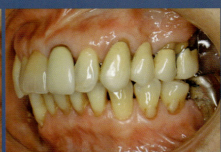

図73　初診時の口腔内
症例：68歳女性，主婦．主訴：歯肉の腫脹，歯の動揺．初診：2002年5月．非喫煙．

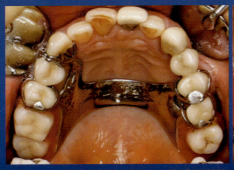
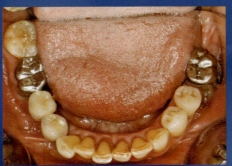

図74　義歯を装着した咬合面観
上顎は義歯を装着していたが，クラスプのかかる支台歯が動揺してきた．

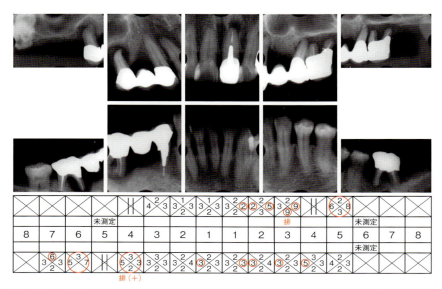

図75　初診時のデンタルエックス線写真10枚法とプロービングチャート

急速破壊的に歯周炎が進行したと推測できる．
5|，|356，6|，|6の近心根は保存が不可能で抜歯と診断した．

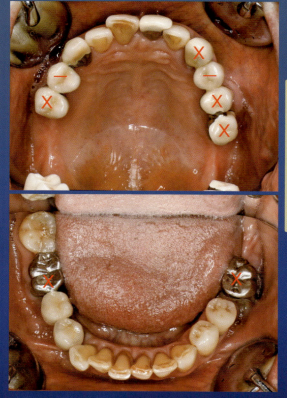

Eichner　B1→B4

補綴治療計画

プラン1．上顎パーシャルデンチャー，下顎固定式インプラント

プラン2．上顎アタッチメント義歯，下顎固定式インプラント

プラン3．上顎アタッチメント義歯，下顎SDA（決定）

図76　治療計画

上顎は残存歯を補綴し，欠損部はパーシャルデンチャーにて補綴する治療計画とした．
患者の希望から前歯にクラスプがみえることを敬遠したため，アタッチメントを使用することにした．
下顎の|67欠損に関しては今回は補綴せず，短縮歯列での対応とし，将来パーシャルデンチャーを検討することにした．

臨床編—②遊離端欠損をパーシャルデンチャーでどう攻める 57

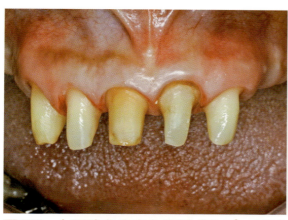
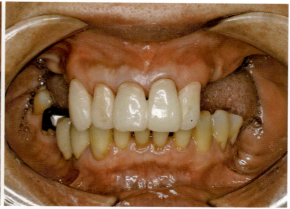

図77 上顎残存歯支台歯形成とプロビジョナルレストレーション
非外科的な原因除去療法（SRP）を行った．
臼歯部咬合支持が喪失しており，仮義歯を装着した．
約2か月経過をみたが，その間にプロビジョナルの脱離や破損はなかった．

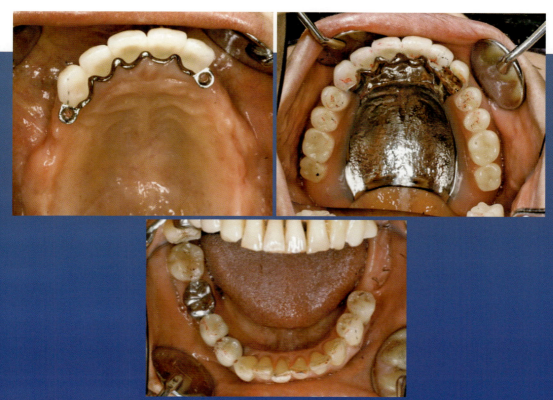

図78 完成した上顎アタッチメント義歯
上顎前歯部は連結し，欠損側に歯冠外アタッチメント（シーカーアタッチメント）を使用，前歯口蓋側はミリングを行った．

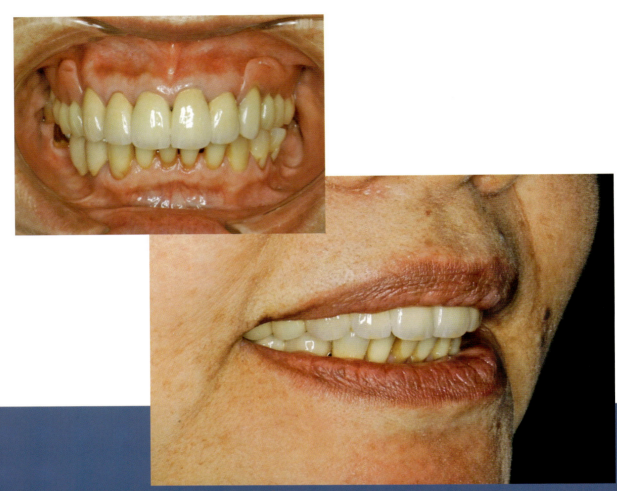

図79　補綴後の口腔内写真と顔貌写真
アタッチメント使用により，クラスプなど金属がみえることがなくなり審美的には改善した．

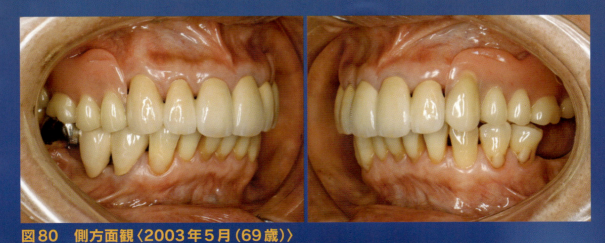

図80　側方面観〈2003年5月（69歳）〉
失われた臼歯部咬合支持を可撤式義歯で回復した．オーバーデンチャーと異なり，義歯床が支台歯周囲を覆う面が少ないので，歯肉の健康は得やすい．

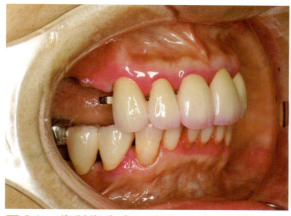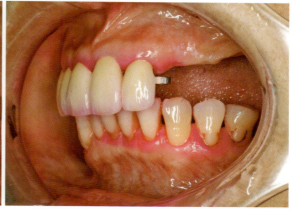

図81 歯科衛生士によるメインテナンス
アタッチメント周囲にはプラークが溜まりやすく，歯冠外アタッチメントの下部の粘膜は増殖しやすい．

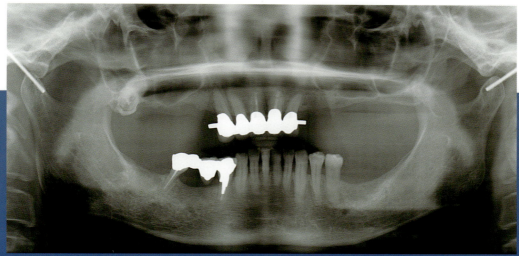

図82 メインテナンス10年後（2013年3月）のパノラマエックス線写真
10年経過し患者も78歳になった．
10年の間には，7⏌の分岐部病変が進行し抜歯となったが，それ以外の歯は健康を維持している．

■ 本症例の考察

　本症例では臼歯が失われ前歯のみ残存したため，クラスプデンチャーでは前歯部にクラスプがかかり，審美的に不利である．残存歯を補綴する必要はあるが，アタッチメントの使用により，審美的に優れた義歯となる．ノンメタルクラスプ義歯は，このように歯周疾患のリスクが高い患者では，自浄性が失われるため，不向きである．アタッチメント義歯は修理がしにくいので壊れないよう定期的なメインテナンスが必要となる．

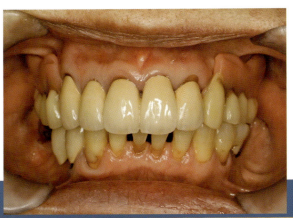

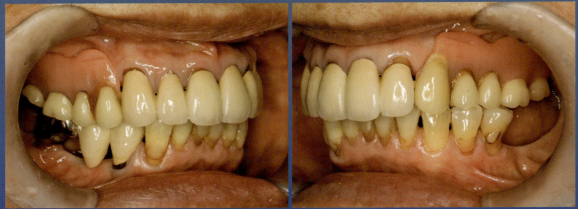

図83　メインテナンス12年後（2015年5月）
患者も80歳となり歯肉退縮があるが，12年間義歯の修理やリラインもなく維持している．

Case—症例

7 | ノンメタルクラスプ義歯

　従来のパーシャルデンチャーのメタルクラスプを，機械的・物理的に柔軟な材料である熱可塑性レジンを用いて製作したクラスプに置き換えたパーシャルデンチャーを，ノンメタルクラスプ義歯（non-metal clasp denture）と呼んでいる．基本的な設計は従来のメタルクラスプと変わらないとされている．ノンメタルクラスプ義歯のなかには，メタルフレームワークを含むものと含まないものの2種類が存在する[38]．現在のところ，ノンメタルクラスプ義歯は，金属アレルギーを有する患者や審美的な理由でメタルクラスプを拒否する患者など，限定的に用いられる処置である．一方で，熱可塑性レジンにおける議論はまだ結論に至っておらず，熱可塑性レジンの色調安定性が低いこと，表面性状と破折リスクがPMMAより高いこと，その有用性について結論を出すには臨床応用されてからの術後経過に関する検証が不十分であることなどから，臨床応用にはその特性を熟知した術者が使用するべきである[39]．

　また，本書の冒頭に述べたように，パーシャルデンチャー設計の3原則にある強固な連結子を持たない，たわんでしまうようなノンメタルクラスプ義歯では，よい症例とはいえない．また，義歯の維持・支持・把持の役割を十分果たす設計も必要となる．そして，維持としての床が支台歯の周囲歯肉を覆うため，歯周組織の状態悪化が心配される歯周疾患やカリエスリスクの高い症例への適用は不向きである．

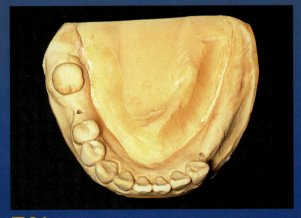

図84
インプラント治療を予定するが，治療費が高額となるため，当面の間，可撤式義歯で対応することになった．クラスプの金属がみえることを避けるため，ノンメタルクラスプ義歯を設計した．

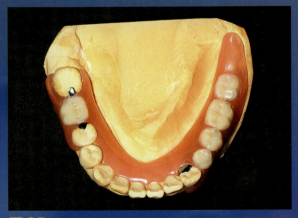

図85
本来は強固なメジャーコネクターが必要であり，メタルのリンガルプレートにするべきである．レストだけはキャストメタルで患者は許容できた．

3 遊離端欠損をインプラントでどう攻める

 ## 固定式インプラント補綴の優位性

インプラントは，残存歯の保護にどれくらい役に立つのだろうか？ また，インプラントは天然歯と同じように噛めるのだろうか？ 歯根膜感覚は必要なのだろうか？
　ここでは，遊離端欠損に対しインプラントを選択した症例を供覧しつつ，これらの問題への考察も行っていきたい．

1 片側性の少数歯欠損への対応

インプラントを選択した場合の利点，欠点には，以下のようなことがあげられる．

利点)
　確実な咬合支持を得やすい
　咀嚼能力の改善が大きい
　残存歯への負担軽減になる
　固定式のため患者満足度が高い

欠点)
　外科手術が必要
　治療費が高額になりやすい
　治療期間が長くかかりやすい
　顎堤が吸収した症例では，失われた軟組織形態の回復が難しい

　下顎大臼歯部の遊離端欠損など小数歯欠損では，パーシャルデンチャーでの補綴は患者の違和感，精神的な抵抗感などで装着を受け入れられない場合がある．強固な臼歯部咬合支持を確立するうえで，インプラントにはメリットが大きい．患者の全身的状態がよく，顎骨の状態が十分であり，かつ外科的，経済的な負担を患者が許容できるのであれば，片側の小数歯遊離端欠損，特に患者の年齢が若くなる程，インプラントが第一選択となる．

■ 症例1　7̄6̄ 少数遊離端欠損に対しインプラントで対応した例

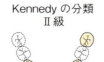
Kennedyの分類
Ⅱ級

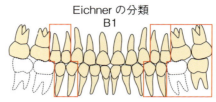
Eichnerの分類
B1

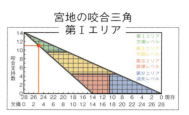
宮地の咬合三角
第Ⅰエリア

7̄6̄5̄ブリッジの 7̄ が脱離し，う蝕となっていた．急患時，ブリッジを切断し 7̄ の消炎処置を行った．

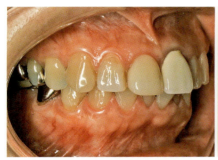
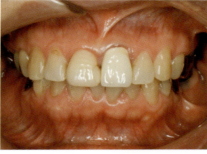
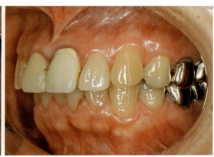

図1　初診時の口腔内写真
症例：49歳女性．主訴：7̄ の痛み．初診：2004年12月．

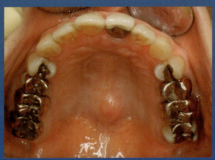
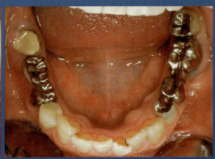

図2　初診時の咬合面観
臼歯部は欠損に補綴治療が施されており，天然歯も咬耗がみられる．上顎には口蓋隆起があり，下顎舌側にも骨隆起がある．咬合力がかなり影響していることが推測できる．

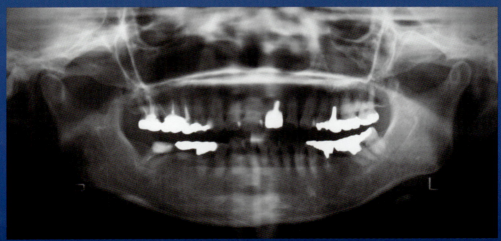

図3　初診時のパノラマエックス線写真
7̄ はう蝕が進行し保存不可能と診断した．残存歯は歯周疾患の問題もなく，歯槽骨の吸収も少ない．

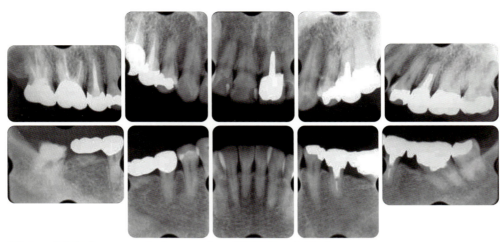

図4　初診時のデンタルエックス線写真10枚法
7┘はう蝕が分岐部まで進行し，歯根破折していたため抜歯となった．他の歯は，失活歯が多くあり，不適合のため再補綴となった．

補綴治療計画
プラン1．7 6┘に固定式インプラント補綴（決定）
プラン2．7 6┘欠損部にパーシャルデンチャー
プラン3．6 5 4┘延長ブリッジ

7 6┘欠損という少数歯遊離端欠損に対し，患者の年齢，顎堤の状況，全身疾患等がないこと，義歯の使用経験もないことから，固定式のインプラント補綴をまず提案した．それ以外の選択肢として，パーシャルデンチャーと延長ブリッジをあげたが，延長ブリッジに関してはポンティック部に強い咬合力による負荷がかかることが推測されたため，極力避けるよう説明した．

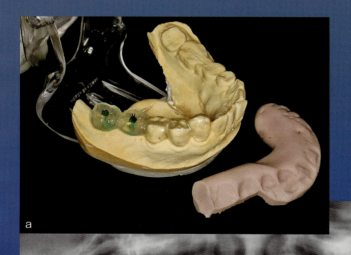

図5　CTが普及していない時代のパノラマエックス線写真による診断
7┘抜歯窩の回復を待ってステントを製作し，埋入予定部位に10mmの金属製ワイヤーを設置し（a），パノラマエックス線写真を撮影した（b）．7 6┘部はインプラントを埋入するに十分な顎骨が残っていた．

臨床編─③遊離端欠損をインプラントでどう攻める　65

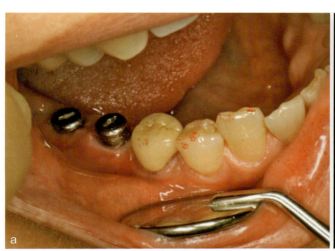
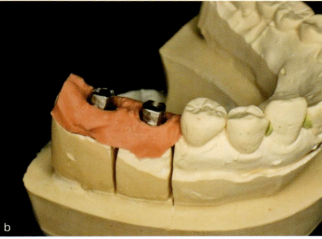

図6　二次手術後
7 6⏋インプラントを埋入し二次手術後（a），印象採得を行い，アバットメントを製作（b）．セメントリテインの補綴設計とした．

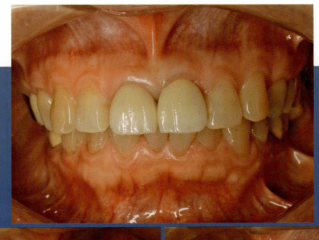
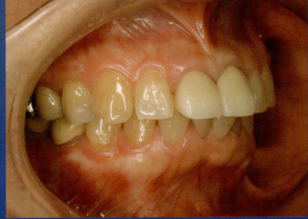
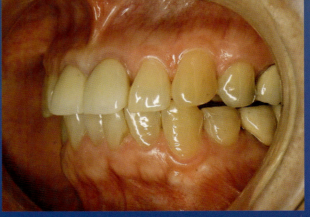

図7　補綴後
他の部位を補綴後の状態．7 6⏋にインプラントを埋入することで固定式で補綴することができた．

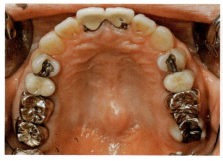
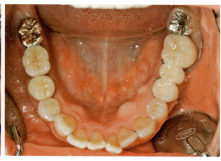

図8　補綴後の咬合面観

7̄6̄にインプラントを埋入することで7̄+7̄の咬合支持が確立できた．患者は7̄6̄のインプラント部は，他と同じ感覚で噛めるという．しかし，歯根膜感覚のないインプラントが，7̄6̄の失活歯に過大な咬合力を与える可能性もある．そのような咬合力の影響を少なくするよう，ナイトガードを装着した．

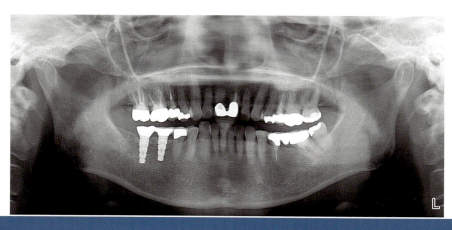

図9　メインテナンス時のパノラマエックス線写真（補綴後9年）

定期的にメインテナンスに来院し，プラークコントロールも完璧なので歯周組織の破壊は最小限ですんでいる．

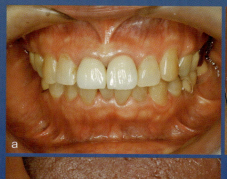
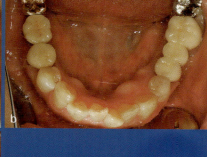

図10　メインテナンス時（補綴後11年）

骨隆起は11年間で少し大きくなってきている（b）．
少数歯遊離端欠損で，年齢も比較的若く，義歯の使用経験もない．かつ，咬合力も強うそうな症例において，パーシャルデンチャーを製作しても使用してもらえないことが多い．このような症例では遊離端欠損部にインプラントを埋入し固定式補綴装置とすることで，確実な咬合支持となる．これにより欠損の拡大を防ぐことができる．

■症例2 「6 7 少数歯欠損に対しインプラントで対応した例

図11　初診時の口腔内写真
症例：60歳女性．主訴：「6 7 欠損部に装着している義歯の不具合．
全身疾患なし．

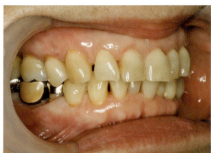 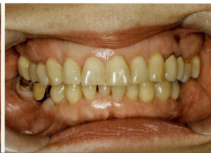 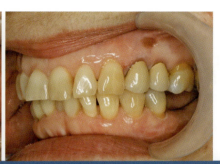

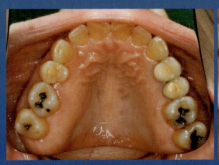 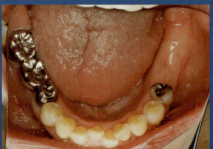 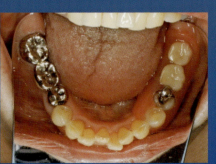

図12　初診時の咬合面観
欠損部にはノンメタルクラスプ義歯を装着していた．
義歯に違和感があり，疼痛はないがよく噛めないと訴えていた．患者は固定式の補綴を希望したため，「6 7 にインプラントを埋入することを提案し，治療方針を決定した．

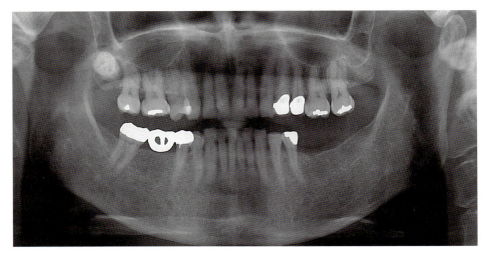

図13 初診時のパノラマエックス線写真
プロービングデプスはすべて3mm以下で歯周疾患は認められない．顎骨は十分あり，咬合面は咬耗が激しいので，咬合力が強いことが推測できる．

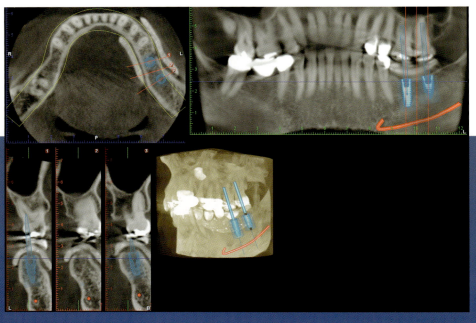

図14 コーンビームCT画像
下顎骨の舌側の形態には陥凹があり，CTにて三次元的な形態を把握しておく必要がある．舌側には，舌下動脈，オトガイ下動脈が走行し外科手術時に舌側にパーフォレーションし重大な事故を起こすリスクがある．インプラント術前診断のためのCT撮影は必須である．

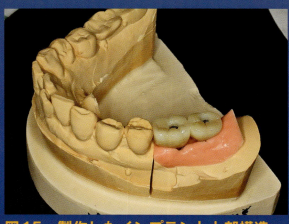 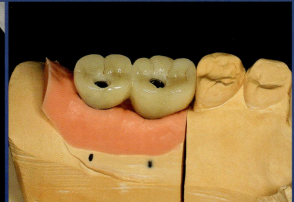

図15 製作したインプラント上部構造
歯冠長は短く，セメントリテインではアバットメントの高さが低くなり予期せぬ脱離のリスクがある．そのためスクリューリテインとした．また咬合力も強いことが推測され，かつ白い歯という希望があるため，オールジルコニアの上部構造とした．

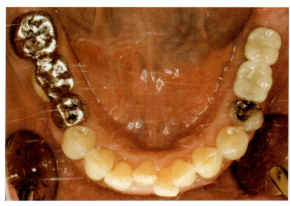
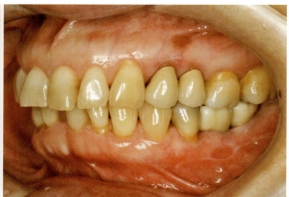
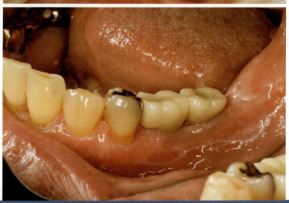

図16　上部構造装着後の口腔内写真
スクリューリテインでは咬合面にアクセスホールが来るため，咬合接触部位がコンポジットレジンとなる．メインテナンス時にはコンポジットレジンの脱離や咬耗の有無を確認する．
その代わり，簡単にスクリューを外して清掃したり，スクリューの緩みを確認しながら再度締めることもできるので，メインテナンスはしやすい．

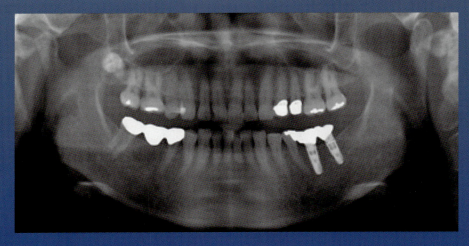

図17　メインテナンス時のパノラマエックス線写真

■ 2症例の考察

　インプラント治療は外科処置を含むため，患者が高齢な場合，全身疾患や服用薬剤などに十分注意するべきである．しかし，2症例とも片側の大臼歯のみ失われた遊離端欠損であり，比較的年齢も若い．また，義歯の使用には抵抗のある患者であった．かつ，咬合力も強く，SDAでは残存歯への負荷が避けられない症例と推測できる．このような少数歯の遊離端欠損では，インプラントによる補綴は可撤式義歯に比べると確実な咬合支持となる．咀嚼能率，患者の違和感，義歯の支台歯への負担などを考慮すると，少数歯遊離端欠損のファーストチョイスはインプラントといっても過言ではない．特に年齢が若いほどその傾向は強くなる．

2 両側性の少数歯欠損への対応

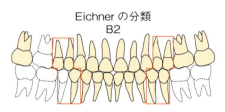
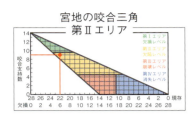

両側性の遊離端欠損に対し、固定式インプラント補綴は確実な咬合支持を獲得することができ、可撤式義歯の装着を敬遠する患者に対しては高い患者満足度を得ることができる。その反面、外科処置が左右両側にわたり、インプラントの埋入本数も増えるため経済的負担も大きくなる。

以下に、RPIクラスプデンチャーを装着していた下顎両側性の遊離端欠損の患者を、固定式インプラント補綴に置き換えた症例を提示する。義歯装着後に|3の歯根側方部にエックス線透過像が出現した。該当歯は生活反応があったため、外傷性骨嚢胞と診断した。パーシャルデンチャーを装着していたにもかかわらず、残存歯に強い

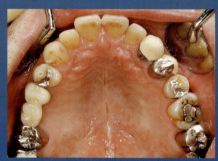
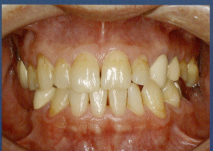
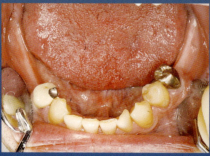

図18 初診（再初診）時の口腔内写真
症例：52歳男性．
再初診：2002年5月．
主訴：メインテナンス．

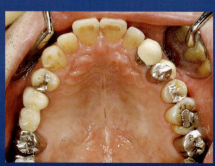
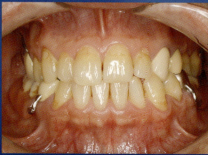
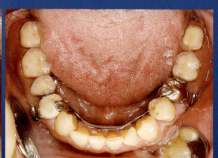

図19 義歯装着時の口腔内写真
筆者が12年前にRPIクラスプデンチャーを製作し使用していた．

咬合力が加わり外傷となった可能性，および機能時にリンガルバーが慢性的に舌側歯肉を刺激したことを疑った．インプラント補綴後には透過像が縮小したことから，大臼歯部での咬合支持が増強され，残存歯への負担は減少したことが推測できる．

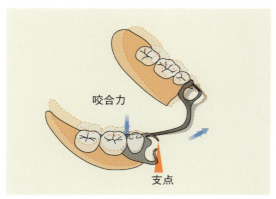

図20 リンガルバーによる舌側歯肉への外傷
下顎の両側性遊離端欠損症例では，リンガルバーが下顎前歯部舌側に通る．
臼歯部の義歯床が沈下すると，レストを支点にリンガルバーが前上方に移動する．
その結果，バーが舌側の歯肉に当たってくることがある．

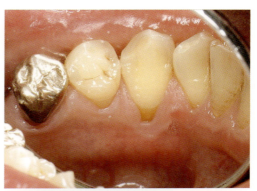
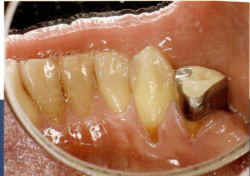

図21 舌側の歯肉退縮（2002年5月メインテナンス時．義歯装着12年後）
3|3 の舌側歯肉が退縮していた．

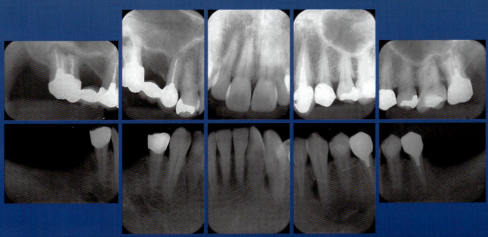

図22 メインテナンス時（2003年12月．義歯装着後13年）のデンタルエックス線写真10枚法
自覚症状はなかったが，|3 の近心にエックス線透過像が出現した．

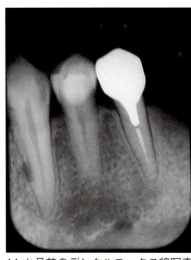
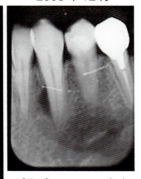

2003年12月

パルパー ：vital
電気歯髄診 ：vital
切削試験 ：vital

Probing depth ＜3mm

11か月前のデンタルエックス線写真（2003年1月）

図23 ３｜の歯根側方部のエックス線透過像
11か月前に撮影したデンタルエックス線写真と比較すると明らかに透過像が広がっている．
エンド由来を疑い，歯髄診を行うが生活反応があった．また，プロービングポケットデプスも全周で3mm以内であった．

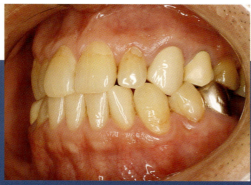
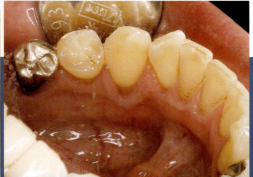

図24 ３｜周囲歯肉の状態
歯肉の発赤腫脹や圧痛，歯の動揺もなく，自覚症状はなし．

表1 単純性骨嚢胞＊の特徴

①下顎前歯部骨体に好発
②辺縁に骨硬化がない
③歯根尖部に生じることが多いが，エックス線像は槽間中隔に入り込むホタテ貝状の所見（マージンは不明瞭）
④骨膨隆はみられない
⑤無痛性
⑥歯根吸収は生じない
⑦嚢胞壁に上皮の裏層がない
⑧内容物は空虚な場合と血性や漿液性の液体

＊外傷性骨嚢胞ともいわれる．
エンド由来ではなく，歯周疾患由来でもなく，自覚症状もないため非歯原性嚢胞である外傷性骨嚢胞と診断し，経過観察とした．

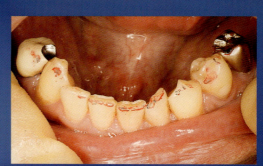

図25 残存歯の咬合状態（2005年6月．義歯装着後15年）
咬耗が進んでいるが過度な外傷性咬合は確認できない．咬合の確認と義歯のリラインを行った．

臨床編―③遊離端欠損をインプラントでどう攻める　73

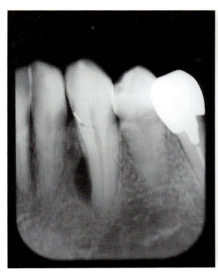
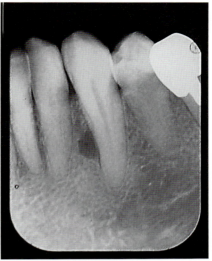

2005年9月　　　　　　　　2008年8月

図26　2年後と5年後のデンタルエックス線写真
それぞれ透過像発現後2年（2005年）と5年後（2008年）．その間歯髄診はバイタル．自覚症状なし．

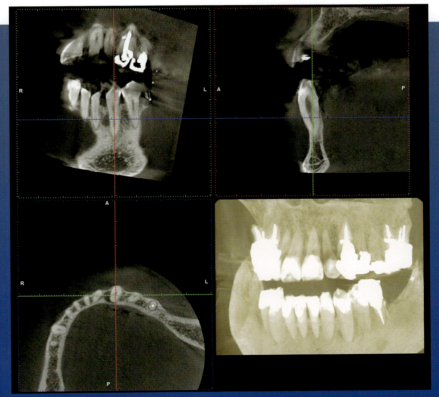

図27　コーンビームCT画像
透過像発現後7年の2010年3月にコーンビームCTを撮影した．3⏌の近心側壁に透過像が確認できる．RPIクラスプデンチャーは20年使用した．

■ 本症例の考察

外傷性骨囊胞の原因については不明な点も多いが，何らかの外傷が関連していることも推測される．

本症例では約20年間RPIクラスプデンチャーを使用し，咀嚼機能は回復できていた．しかし残存歯への負荷や，顎堤の吸収に伴うリンガルバーの舌側歯肉への圧迫など，外傷性の要因により 3| の側壁にエックス線透過像ができたと推測した．

その後，固定式インプラント補綴により，それら外傷の要因が減少し，透過像が縮小した．

遊離端欠損に対し，可撤式義歯を固定式インプラント補綴にすることで，残存歯への負担が減少したことを示す一例といえる．

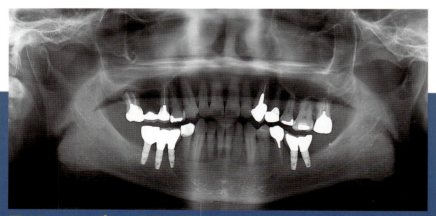

図28 インプラント補綴へ変更
患者の希望もあり可撤式義歯を固定式のインプラント補綴に変更した．

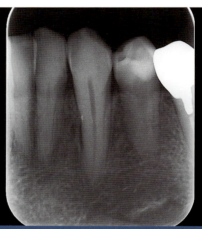

図29 インプラント補綴後のデンタルエックス線写真
補綴後1年半であるが，3| 近心の透過像が小さくなっている．

臨床編—③遊離端欠損をインプラントでどう攻める 75

3 片側性の多数歯の欠損への対応

Kennedyの分類 Ⅱ級

Eichnerの分類 B3

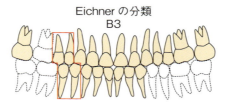

宮地の咬合三角 第Ⅱエリア

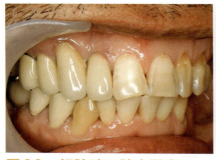
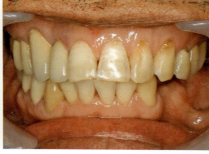
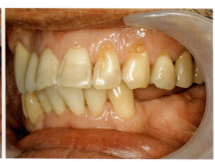

図30　初診時口腔内写真
症例：63歳男性.
主訴：左下欠損部に装着している義歯がよく噛めない.
初診：2008年3月.

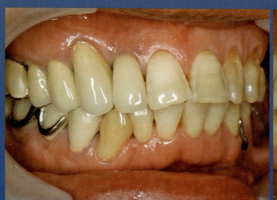
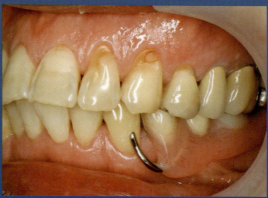

図31　義歯を装着した口腔内写真
左側は残存歯での臼歯部咬合支持はなく，義歯を装着していた．患者はもっとよく噛めるよう希望し，固定式インプラント補綴にする治療方針に決まった．

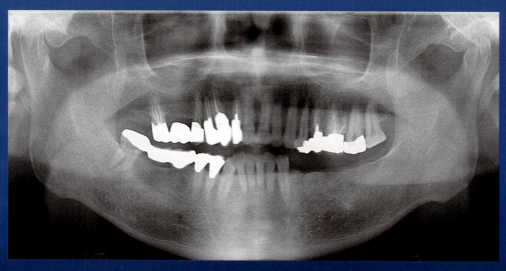

図32　初診時のパノラマエックス線写真
歯周疾患の問題はなく，プロービングデプスも3mm以下．
下顎角は鋭角で体格もよく，咬合力は強いと推測できた．
欠損部の顎骨は十分にあった．

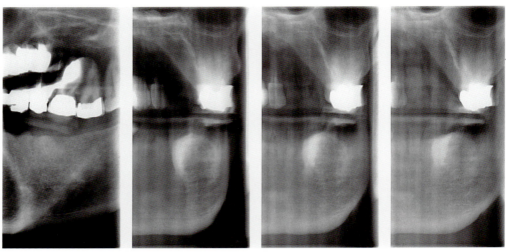

図33 簡易断層エックス線写真
3D-CTを導入する前のパノラマで撮影した2D-CT.
顎骨の幅も十分にあった.

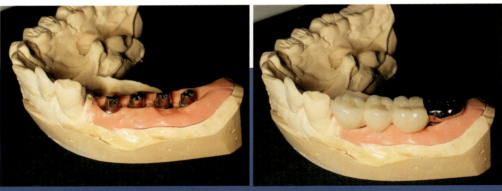

図34 左下欠損部のインプラント上部構造
咬合力が強いことも考慮し,左下には4本のインプラントを埋入した.
アバットメントを装着し,上部構造はセメントリテインとした.

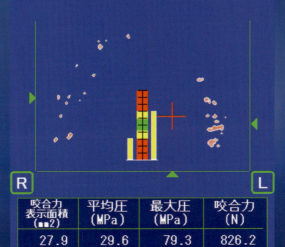

図35 デンタルプレスケール
左側でよく噛めるとのことで,咬合力も強く出ている.

咬合力 表示面積 (mm2)	平均圧 (MPa)	最大圧 (MPa)	咬合力 (N)
27.9	29.6	79.3	826.2

■ 本症例の考察

本症例のように遊離端欠損が多数歯にわたり，臼歯部の咬合支持が失われる状態になると，下顎位を適正に保つことが難しくなってくる．下顎位が偏位すると新たな咬合干渉を起こし，欠損が拡大するリスクが高まる．

本症例のように，比較的年齢も若く，体格もよく，咬合力が強いと推測できる場合，粘膜負担の可撤式義歯で臼歯部咬合支持を回復するよりも，インプラントを用いたほうが確実な支持を得ることができる．しかし，さらによく噛めてしまうため，上部構造の破損や，残存歯の歯根破折も危惧される．ナイトガードの装着は必須であろう．

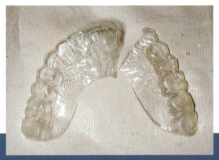

図36 ナイトガードの破折
ナイトガードを使用したが，破折することもあった．
厚みを増し再製作する．

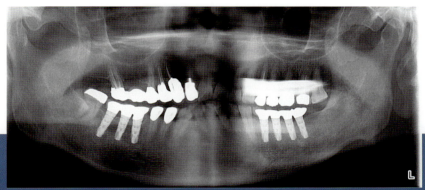

図37 メインテナンス時のパノラマエックス線写真（補綴後7年）
左下補綴後に，右下のロングスパンブリッジのポンティックを除去しインプラントを埋入した．

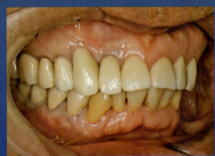 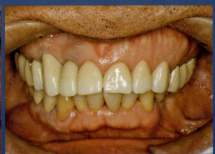 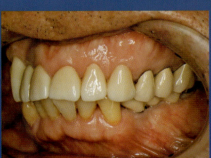

図38 メインテナンス時の口腔内写真
メタルボンドのポーセレンの破折があるため，近年ではオールジルコニアの補綴に置き換えている．

インプラントと天然歯の固定について

　遊離端欠損は遠心に支台が存在しないため，固定式インプラント補綴で対処する場合は，インプラントのみの補綴かインプラントと天然歯のブリッジで処置する．

　一般的には，歯根膜の有無による10倍近い被圧変位量の差からインプラントと天然歯を連結することは避けるべきとされてきた．しかし，インプラントと天然歯の連結固定は，以下に十分配慮した設計が行われれば，必ずしも予後不良なわけではない．

・天然歯支台の歯周病や二次う蝕を防止するため清掃性に配慮した形態／材料の選択

・根尖病変の再発防止

・支台歯への応力緩和と破折の発生防止

・マージンの適合不良および劣化防止[40,41]

　コクランレビューでもインプラントと天然歯の連結はインプラントによる固定式補綴と有意差はなく，10年で85%の成功率といわれている．しかも周囲骨（MBL）の吸収は0.5mmと差がなく天然歯の合併症も天然歯の非支台歯と変わらなかったと報告されている．一方で，インプラントと天然歯の混合はインプラント支台にトラブルが起きやすく，天然歯－インプラント支台と，インプラントのみの支台ではインプラントのみのほうが生存率が高いともいわれている．

　そのため筆者の見解では，第一選択はインプラントのみの補綴を考察することとし，天然歯と連結するにしても，

・メタルコアの装着された天然歯支台[42]

・歯周ポケットが6mm以上ある天然歯支台

・ブラキサー

の場合は，連結するための支台歯の要件を満たしていないとして避けるべきである．

（諸隈正和）

遊離端欠損をIARPDでどう攻める

 1―片側性の多数歯遊離端欠損（すれ違い咬合直前症例）への対応

　片側性に臼歯部すべてが失われた症例において，片側の臼歯部咬合支持がないため，下顎位の偏位を含むさまざまな問題を起こしてくる．患者も片側でしか咀嚼できないため，咀嚼障害を訴える．パーシャルデンチャーでの補綴は片側が歯根膜感覚による咀嚼，片側が顎堤粘膜感覚による咀嚼と左右差が大きいため，義歯の使用に違和感を訴える患者も多い．その左右差を少なくする方法として，固定式のインプラント補綴は有効となる．欠点としては，インプラントの埋入本数の増加による外科的侵襲，経済的負担の増加である．それがクリアされれば，確実な咬合支持を得ることができる．一方，経済的な問題や，義歯の使用に慣れている比較的高齢な患者に対しては，IARPD（implant-assisted removable partial denture）という方法も選択肢の一つとなる．後方に1本のインプラントを埋入しオーバーデンチャーとすることで，遊離端欠損を中間欠損化することができる．

　それにより義歯の挙動は少なくなり，残存歯の負担軽減の効果がある．また義歯床の形態もコンパクトになり違和感の軽減につながる．IARPDの利点，欠点には，以下のようなことがあげられる．

利点）
　遊離端義歯よりも咬合支持が得やすい
　埋入本数が最少で済む
　義歯に慣れている患者では満足を得やすい

欠点）
　外科手術が必要
　可撤式である
　治療費がかかりやすい
　治療期間が長くなりやすい
　義歯製作が複雑

■ 症例1 すれ違い咬合直前の状態に対しIARPDで対応した例

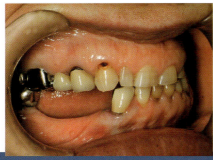
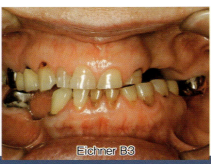
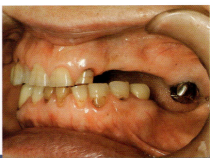

図1　初診時の口腔内写真（義歯なし）（亀田，2015.[43]）

症例：60歳女性．
主訴：入れ歯が合わない．
初診：2009年11月．
右側大臼歯に1か所の咬合支持のほかは，前歯部のみの咬合支持であった．残存歯は激しく咬耗し咬合平面の大きな乱れがある．

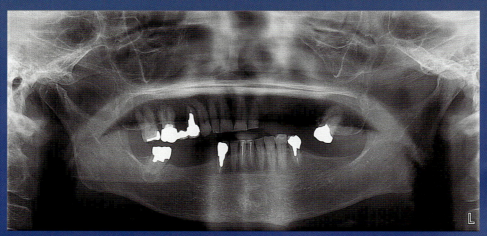

図2　初診時のパノラマエックス線写真（亀田，2015.[43]）
顎骨の吸収も，不均一で左右非対称となっている．

臨床編―④遊離端欠損をIARPDでどう攻める 81

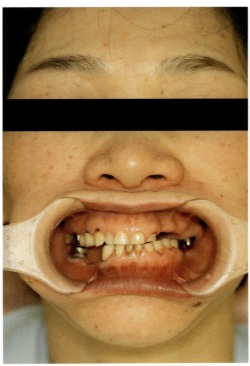

図3　初診時の咬合平面
今までブラキシズムにより咬耗し，咬合平面が顔貌と調和していない．

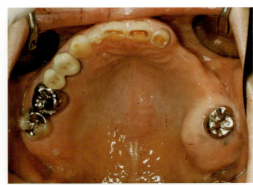

図4　咬合面観（義歯なし） (亀田, 2016.[44])

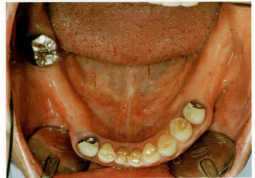

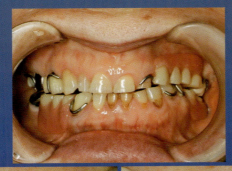

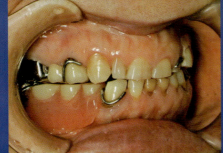

図5　初診時の口腔内写真（義歯あり） (上：亀田, 2015.[43])

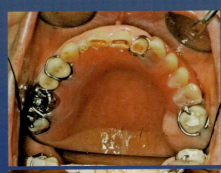

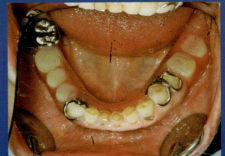

図6　咬合面観（義歯あり）

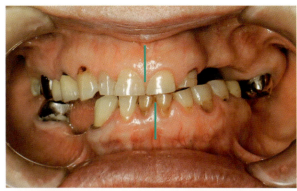
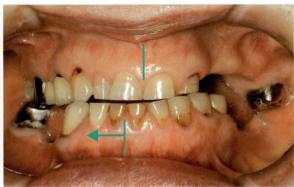
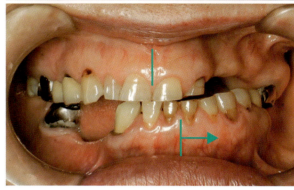

図7 側方運動時の咬合接触(左上：亀田, 2015.[43])

右側方運動時は $\frac{3|}{3|}$ でガイドするが, $\frac{|12}{|34}$ も接触している．左側方運動時は $\frac{|1}{2|}$ でガイドし, $|2$ は接触していない．過去のブラキシズムのすさまじさを感じるが, 前歯部を削合し, 歯冠補綴する場合, どのような咬合接触を付与するか不明である．

プラン1. インプラント固定性ブリッジ

プラン2. IARPD

プラン3. パーシャルデンチャー

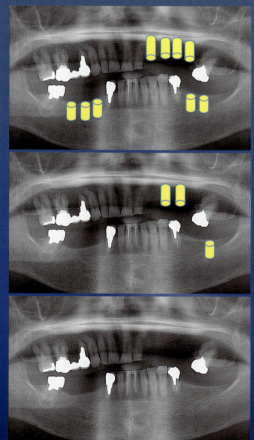

図8 補綴治療計画

咬合崩壊の進行を防ぐには，欠損部にインプラントを埋入しての固定式インプラント補綴も考えられる．しかし，適切な臼歯部ディスクルージョンを得るには，多数歯にわたる残存歯の歯冠修復も必要であり，術後の修理の困難さ，高額な治療費などからIARPDとする治療方針を立てた．

臨床編―④遊離端欠損を IARPD でどう攻める 83

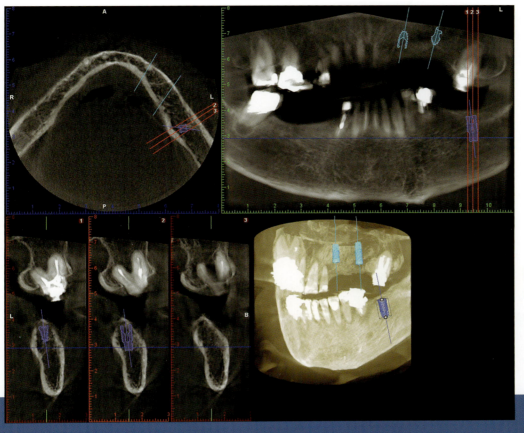

図9 コーンビームCT画像
下顎の遊離端欠損に対しては，遠心部にインプラントを1本埋入，上顎は長い中間欠損に対し2本埋入し連結することとした．

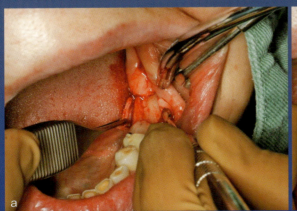

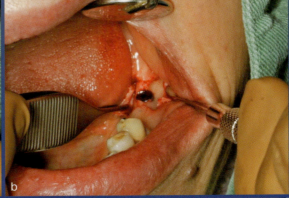

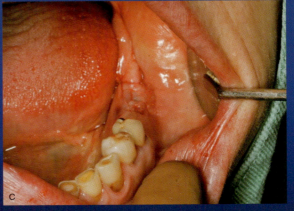

図10 ７インプラント埋入時
遊離端欠損の遠心側に埋入した．遠心になるほど，遊離端義歯の沈下は起こりにくくなるが，反対に可動粘膜が少なくなり，インプラント周囲のプラークコントロールが難しくなる．
a：H型に切開剥離，b：インプラント埋入，c：縫合後．

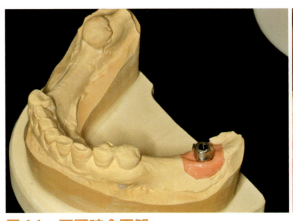
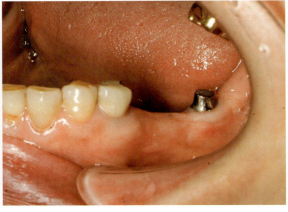

図11　下顎咬合面観
アタッチメントは高さをもたせた内冠形態とし，維持装置は設けなかった．維持力は残存歯のクラスプで十分であり，遊離端義歯が沈下するのに抵抗する支持としての役割として設計した．

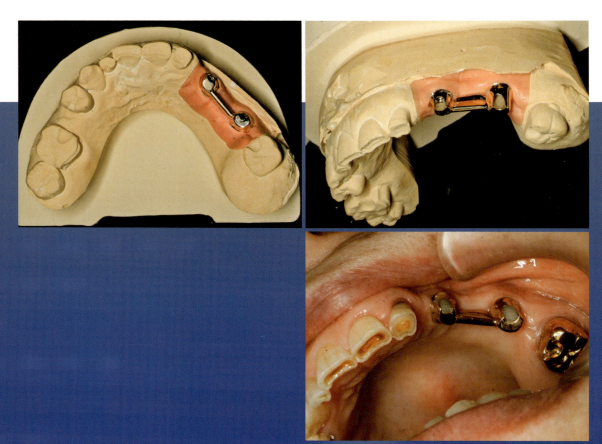

図12　上顎咬合面観
2本のインプラントをバーで連結し，長い中間欠損の支持として働くようにした．また，義歯にクリップをつけ|2 のクラスプをなくす維持の役割もある．

臨床編—④遊離端欠損をIARPDでどう攻める 85

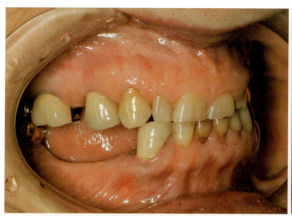
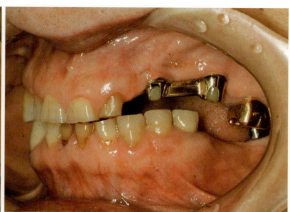
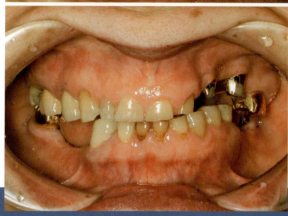

図13　残存歯補綴後の口腔内写真
(左下：亀田，2016.[44])
アタッチメント装着後．臼歯部の咬合支持は変わらないが，義歯を介した間接的な支持数の増加は見込むことができる．

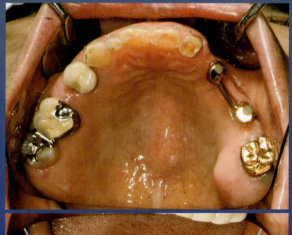
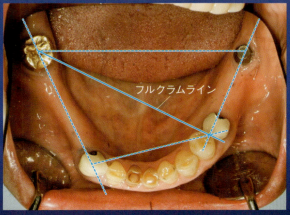

図14　残存歯補綴後の咬合面観(亀田，2015.[43]より作成)
遊離端義歯ではフルクラムラインで義歯は回転してしまう．
「7 のインプラント埋入によりフルクラムラインは消失し，台形の支台位置で義歯を支持し，義歯の挙動は減少する．

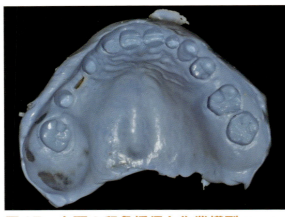 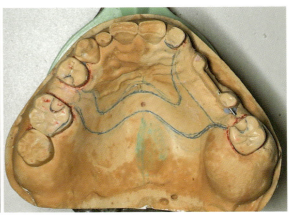

図15 上顎の印象採得と作業模型(左:亀田, 2015.[43])

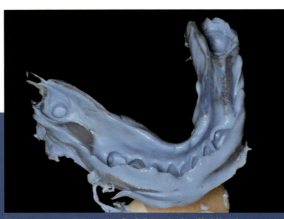 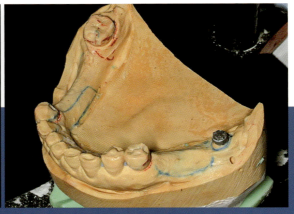

図16 下顎の印象採得と作業模型
各個トレーも中間欠損義歯の印象採得となり，シンプル化できる．

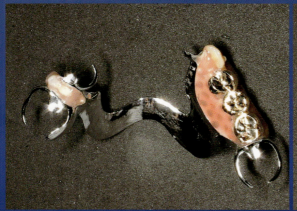 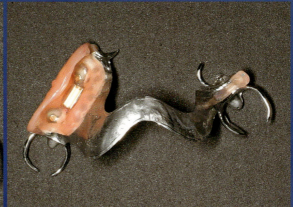

図17 完成したIARPD（上顎）
バーに対応したクリップをつけ，維持力も付与した．バーに相当する義歯は，補綴スペースが減少し，かつ強い咬合力が加わるため，破損しやすい．メタルフレームとともに，人工歯を金属歯に置き換え補強した．

臨床編―④遊離端欠損をIARPDでどう攻める 87

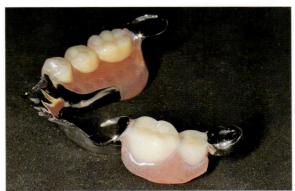

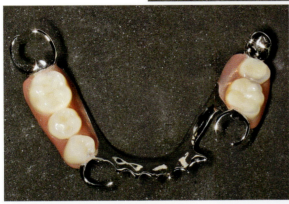
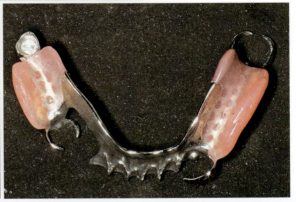

図18 完成したIARPD（下顎）（下2点：亀田，2015.[43]）
インプラントの内冠に義歯の外冠がかぶさり，支持とした．コーヌステレスコープと異なり，維持力は求めていない．インプラント周囲を義歯床が覆わない形態にした．また，遊離端義歯を中間欠損義歯とすることができ，義歯床もコンパクトになった．

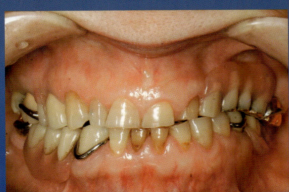

図19 完成義歯装着時
彎曲した咬合平面を修正するため，咬耗した前歯部を歯冠補綴すべきか悩んだが，介入はせず，後で修正がききやすいよう義歯による補綴とした．

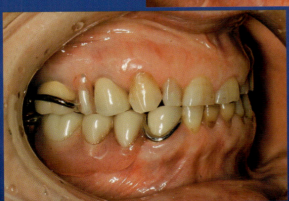
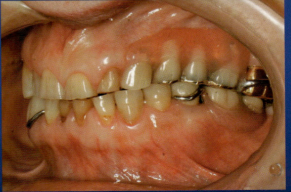

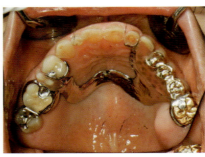
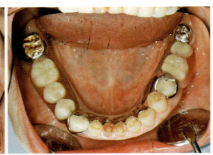

図21 咬合面観(亀田，2015.[43])
上顎左側のインプラントは支持を目的としており，人工歯の破折や咬耗が起こりやすい．その防止のため金属歯で置き換えた．下顎は，7̅付近にインプラントを埋入することで遊離端欠損を中間欠損化できた．これにより義歯床も中間欠損義歯と同様コンパクトになった．また外冠とすることで，インプラント周囲を義歯床が覆わない設計ができた．

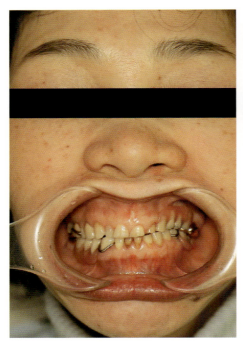

図20 咬合平面
残存歯を削らなかったため，咬合平面は彎曲しているが，少ない介入で大きな効果を狙った．

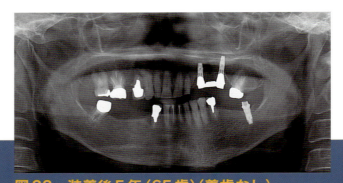

図22 装着後5年（65歳）（義歯なし）
途中親の介護でメインテナンスに来院できない時期もあった．しかし，咬合崩壊はせずにすんでいる．インプラントの内冠も高さがあると歯ブラシを当てやすく，プラークコントロール状態は維持しやすい．

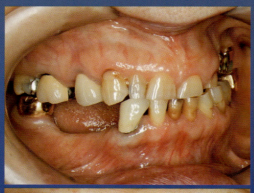
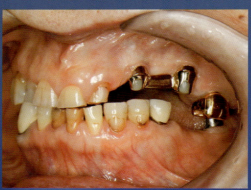
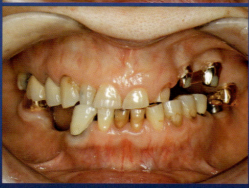

図23 装着5年後の口腔内写真（義歯なし）

■ 本症例の考察

パーシャルデンチャーを設計するとき，残存歯を補綴介入する機会は多い．特に，アタッチメント義歯や，二重冠義歯などのように残存歯を広範囲に削合し，補綴する場合もある．義歯を製作するための残存歯の補綴介入は必要なことであり，仕方がないことと考えられてきた．しかし，健全な天然歯まで削合し補綴することは，これからの時代，一考を要するであろう．そこで欠損部へ1本のインプラントを埋入し，IARPDとすることは，残存歯の削合を減らす一助となる．本症例のようにすれ違い咬合直前であるにもかかわらず，残存歯の削合がしにくい場合，咬合崩壊のスピードをゆるめる手段の一つとしてIARPDは有効であろう．

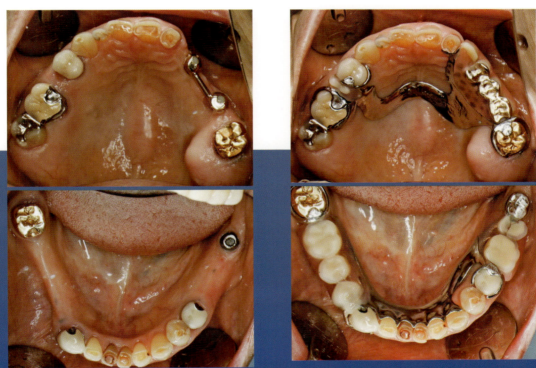

図24　咬合面観〈義歯なし（左）と義歯あり（右）〉（亀田，2015.[43]）

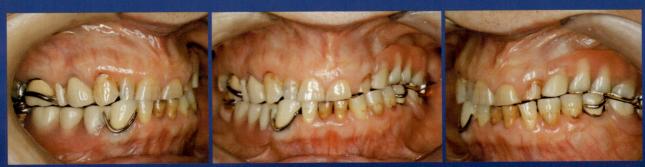

図25　装着5年後の口腔内写真（義歯あり）

■症例2 すれ違い直前の下顎前方遊離端欠損への対応

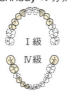

図26 初診時の口腔内写真
症例：69歳女性．
主訴：何度作っても義歯の違和感が治らない（見栄えをよくしてほしい．英会話を教えており，発音を重視してほしい）．
臼歯部咬合支持は，右側の2歯のみであり，すれ違い咬合直前の症例．

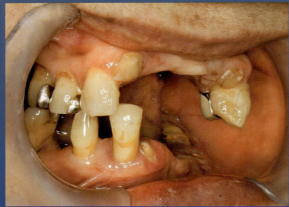
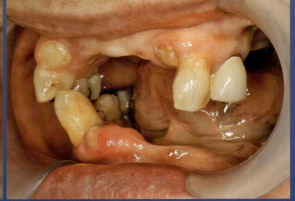

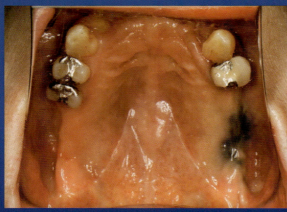
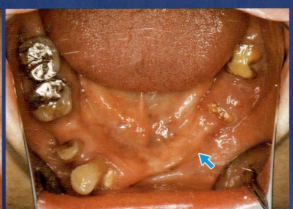

図27 初診時の咬合面観
左下小臼歯部の顎堤頬側の吸収が激しい（矢印部）．

臨床編—④遊離端欠損をIARPDでどう攻める 91

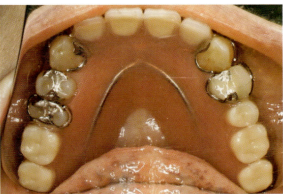

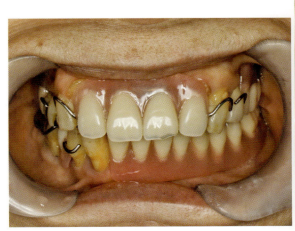

図28 初診時義歯装着時
左下小臼歯部が顎堤に沿って舌側に排列されていた（矢印部）が，舌房の狭さと審美的な問題を患者は強く訴えていた．

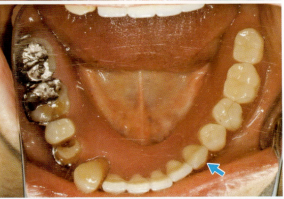

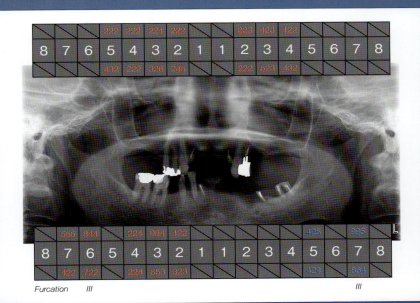

図29 初診時のパノラマエックス線写真とプロービングチャート
2|2，2|5 は抜歯．
|7 近心根を抜根．
|6 は歯根分割を行い歯周治療を行った．

患者はインプラント手術は望まず，パーシャルデンチャーによる補綴を希望した．しかし，舌房を十分確保した人工歯排列にて機能を満たすには，パーシャルデンチャーでは限界がある．治療用義歯にてエンドポイントを模索した結果，|3 部にインプラントを埋入し，IARPDとすることで決定した．

補綴治療計画
プラン1．|3 にインプラントを埋入し，IARPD（決定）
プラン2．パーシャルデンチャー（当初選択）
プラン3．固定式インプラント

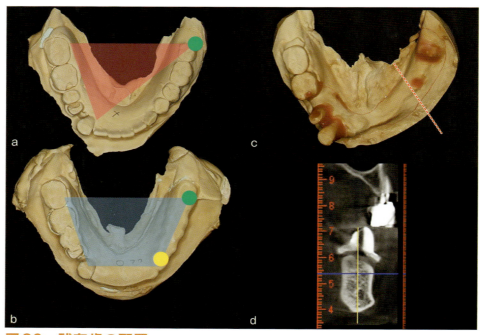

図30　残存歯の配置
かろうじて7̲の遠心根を残し根面板とした．それでも残存歯の配置から，フルクラムラインは3̲|-|7̲に生じ，左下の顎堤頬側の吸収も相まって，下顎の義歯は前方遊離端義歯のような挙動を示す(a)．aの人工歯排列は旧義歯，bは治療用義歯で患者が咀嚼発音など問題ない位置．プラン2のパーシャルデンチャーでは義歯が転覆してしまう．もし|3̲部(●)に歯があれば，義歯の回転はほとんどなくなり，挙動の少ない安定した義歯となる(b)．プラン3の固定式インプラント補綴は，cの位置のCT画像(d)をみてもわかるように下顎骨頬側の吸収が著しいため，上部構造の形態が作りにくい．患者へは|3̲のインプラント埋入を勧めたが，なかなか了解が得られなかった．bの治療用義歯の使用で義歯の動きを体感することでプラン1のIARPDとする計画に決定した．

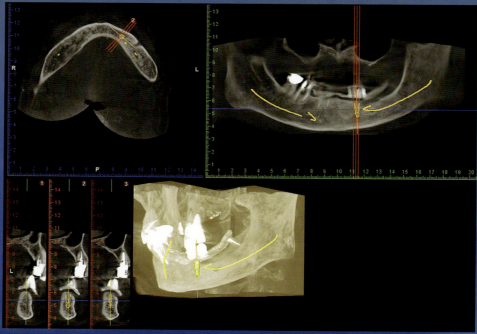

図31　コーンビームCT画像
下顎のオトガイ孔間にはインプラントを埋入する十分な顎骨があり，患者は最小限の本数の埋入を望んだため，|3̲部に1本のインプラントを埋入する計画とした．

臨床編―④遊離端欠損を IARPD でどう攻める　93

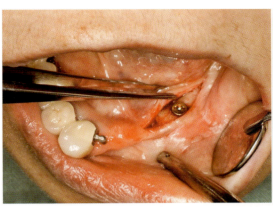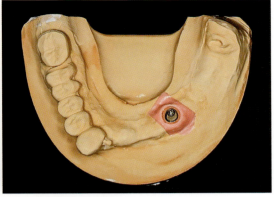

図32　埋入したインプラントと製作したアタッチメント
顎骨が吸収し左右非対称になっていることがわかる．アタッチメントはカスタムで製作し，内冠形態とした．

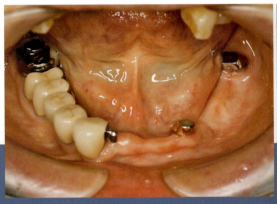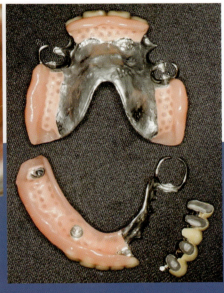

図33　アタッチメント装着後の口腔内と製作した義歯
1本のインプラントであるが残存歯の配置を台形とすることができ，義歯の挙動は少なくなった．今回のインプラントの目的は，義歯の維持ではなく支持である．そのため，アタッチメントにはマグネットなどの維持装置は付けずアクセスホールはレジンにて封鎖した．

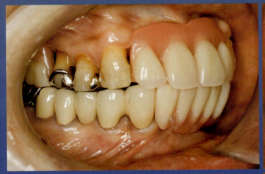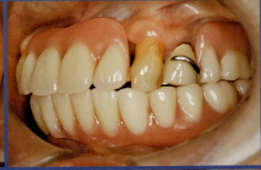

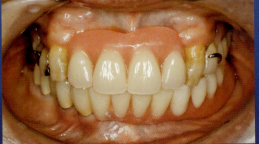

図34　上顎クラスプ義歯と下顎 IARPD

■ 本症例の考察

　本症例は上顎両側性遊離端欠損，下顎は7̄遠心根が根面板として残ったことにより，臼歯部の遊離端欠損ではないが，3̄-7̄にフルクラムラインが生じ，義歯が回転する，いわば前方遊離端症例といえる．しかも，頬側顎堤吸収が激しく通常の人工歯排列位置では噛むたびに義歯が転覆してしまう，通常のパーシャルデンチャーでの対応では限界がある症例である．かつ，固定式のインプラント補綴では吸収した顎堤部の形態回復が困難であり，軟組織形態の回復ができる有床義歯が適した症例である．義歯の回転を減少させるために3̄にインプラントを埋入し，IARPDとしたが，このように患者の要望も高い場合，他の選択肢では難しかったと考える．

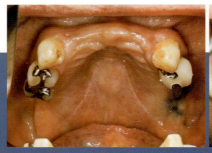
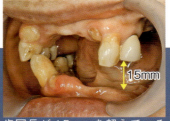

歯冠長が15mmを超えている場合，義歯床内部に収めると有利（p.108参照）

図35　義歯を外した咬合面観
咬合支持歯が少ないが，下顎の左側はインプラントと根面板で義歯の安定が図れ下顎位を保っている．

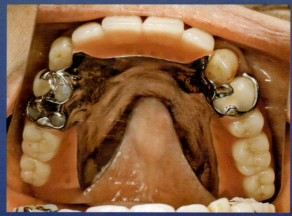
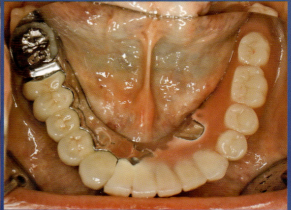

図36　義歯を装着した咬合面観
患者は舌房を広くすることを切に訴えたため，再排列をくり返し顎堤からかなり頬側に人工歯を排列した．これでも義歯が転覆しないのは，3̄部にインプラントが支持として機能しているからである．

2―すれ違い咬合となった多数歯遊離端欠損への対応

すれ違い咬合となったEichnerの分類のC1症例では，パーシャルデンチャーにて対応しても経年的に顎堤の吸収が進み，不適合となりやすい．固定式インプラント補綴を行うことが，すれ違いの解消になるが，非常に多くの本数のインプラント埋入が必要で，外科的，経済的負担が大きい．そこで少ない本数のインプラントを義歯床下に埋入しIARPDとする方法がすれ違いの加圧，受圧のアンバランスを少なくする方法として有効である．

■症例1 前後すれ違い咬合への対応

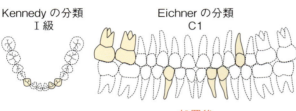

患者は54歳男性で，義歯の具合が悪く噛めないということを主訴に来院した．治療途中で中断していたようである．図37に，来院時のパノラマエックス線写真を図38にデンタルプレスケールを示す．

前後すれ違い咬合となっており，また既往のある高血圧症がコントロールされていることから，本例ではIARPDを選択することとした．図39にインプラント埋入に関する治療計画と図40にCBCT像を示す．少ない本数のインプラントで対応するための，下顎遊離端欠損の後方に左右それぞれ2本ずつインプラントを埋入し，IARPD

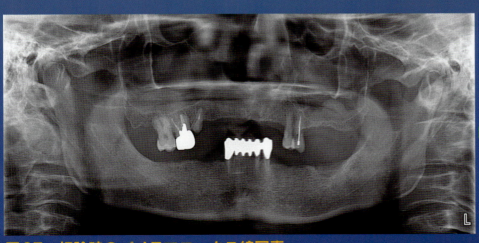

図37 初診時のパノラマエックス線写真
症例：54歳男性．主訴：義歯の具合が悪く噛めない．高血圧症（コントロールされている）．初診：2010年5月．
患者は仕事が多忙で，治療が中断し放置した状態であった．
前後すれ違い咬合のため，義歯は不適合となっていた．

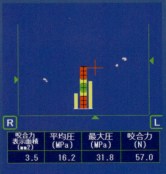

図38 義歯装着した状態でのデンタルプレスケール
体型のがっちりした男性にもかかわらず，咬合力が57Nと少ない．

下顎の補綴治療計画
プラン1. 固定式インプラント補綴
プラン2. 少数歯のインプラントを併用したIARPD
　　　　　（決定）
プラン3. パーシャルデンチャー

すれ違い咬合の解消には、プラン1の固定式インプラント補綴を利用する方法がよいが、患者の性格や生活習慣から今回は行わないことにした。一方患者は義歯の使用に関しては抵抗が少なかったので、義歯による補綴のなかでも、少しでもすれ違い咬合による受圧と加圧のアンバランスを解消するために、少ない本数のインプラントを併用したIARPDとする計画とした。

1. 下顎近心側2本
2. 下顎遠心側2本
3. 下顎近遠心4本
4. ＋上顎4本

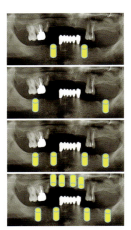

図39　IARPDのインプラント埋入位置
下顎の残存歯の負担軽減のために「1」のように欠損の近心側に埋入する案、また「2」のように義歯の挙動を少なくするため、欠損の遠心側にする案、そして本数を増やし「3」や「4」とする案が考えられる。今回は患者の性格を考慮し、最小限の本数で大きな効果を生むような「2」案とした。

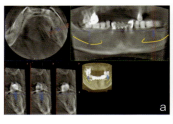
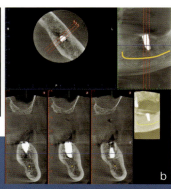

図40　コーンビームCT画像
下顎欠損部の遠心側に埋入する計画とした。診断用ステントを装着し、CTを撮影したが(a)、顎骨は十分にあった。できるだけ咬合平面に垂直になるようにインプラントを埋入した(b)。

IARPDにてインプラントを遊離端欠損の近心に埋入するか、遠心に埋入するか？

　左図の研究は、遊離端欠損のどの部位にインプラントを埋入すると、残存歯への負担が少ないか比較している。欠損の近心側寄りに埋入したもの（E：5番に埋入）が、残存歯周囲海綿骨への負担分布は少なかったという結論である。

　一方右図の結果は、どの部位に埋入すると義歯の動きが少なくなるかを比較している。これによると、義歯の動きを少なくするには遊離端欠損の遠心側、特に6番付近がよいと考えられる。7番付近ではむしろ近心の残存歯付近の移動量が大きくなる。

　以上の研究から考えられることは、遊離端欠損にIARPDを適用する場合、残存歯を守ることに主眼を置くのであれば、欠損の近心側にインプラントを埋入することが妥当といえる。しかし義歯の動きを少なくするのであれば、遠心側の6番付近がよい。また7番付近に埋入する場合は、近心側の移動量が増えるので、残存歯の連結固定などの補強が必要と考えられる。

（亀田行雄）

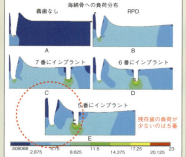
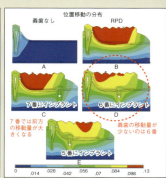

（上記2点は、Chunha, et al., 2008.[45]より引用改変）

臨床編―④遊離端欠損をIARPDでどう攻める 97

とする計画とした．
　マグネットキーパーを上部に設置し，内冠型アタッチメントとした（**図41，42**）．

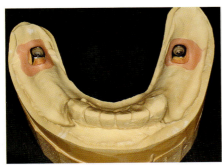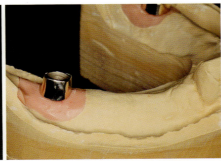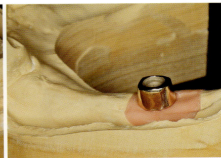

図41　内冠型のアタッチメント
アクセスホールの上部に，マグネットのキーパーを設置できるスペース．
キーパーをセメンティングすることで，アクセスホールをふさぐ設計とした．

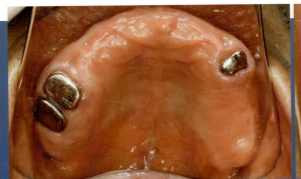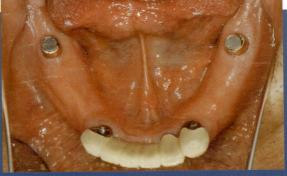

図42　義歯製作前の咬合面観（亀田, 2015.[43]）
上顎は根面う蝕のため，歯冠修復はせず根面板とした．
下顎遊離端欠損の遠心に埋入したインプラントの内冠型アタッチメントはキーパーでアクセスホールをふさいである．

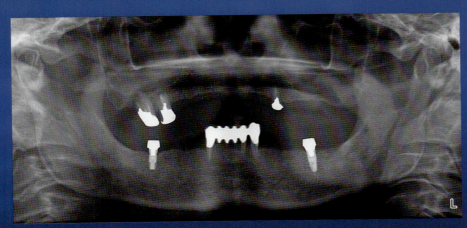

図43　パノラマエックス線写真
遊離端欠損の遠心側にインプラントを埋入することで，インプラントは義歯が遠心側への沈下を防ぐ支持として働く．

考え方は，インプラントによる「遊離端欠損の中間欠損化」である（**図43**）．もっとも，天然歯とインプラントを同時印象する難しさが随伴する（**図44，45**）．天然歯とインプラントの位置関係（**図46**），粘膜面を補正し（**図47**），人工歯を排列することになる（**図48**）．完成したIARPDを**図49，50**に示す（上顎は天然歯のオーバーデンチャー）．

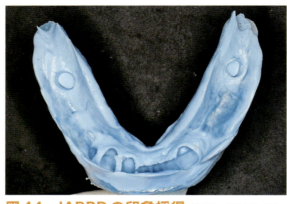 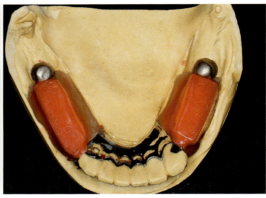

図44　IARPDの印象採得（亀田，2015.[43]）
生理的動揺のある天然歯と，ほとんど動かないインプラント，被圧変位量の大きい顎堤粘膜．この三つの位置関係を正確に1回で印象採得することは難しい．まずは無圧的にシリコーン印象を採得し，天然歯とインプラントの位置関係を詰めていく．

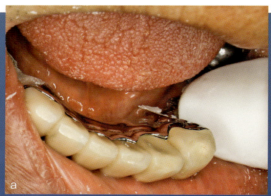 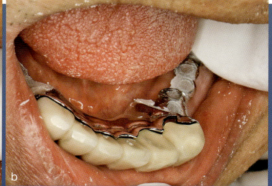

図45　メタルフレームの試適
メタルフレームの試適を行ったが不適合であった．天然歯に合わせると（a）とインプラント部がわずかに浮いており，インプラント部を適合させると（b），天然歯部が浮き上がる．同時印象の難しさが露呈した．

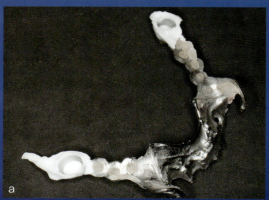 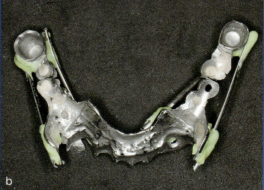

図46　メタルフレームの再ろう着
メタルフレームの不適合は，切断し位置関係を再ろう着することで適合を高める．

臨床編—④遊離端欠損をIARPDでどう攻める　99

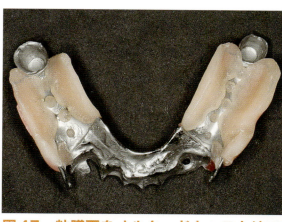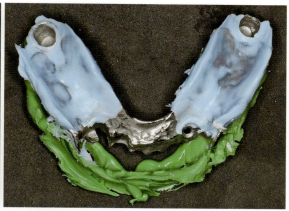

図47　粘膜面をオルタードキャスト法で印象採得
天然歯とインプラントの位置関係が定まったら，その2者と粘膜面の位置関係を詰める必要がある．
粘膜面の印象をオルタードキャスト法で採得する．
これで，天然歯とインプラント，粘膜面の位置関係が再現できる．

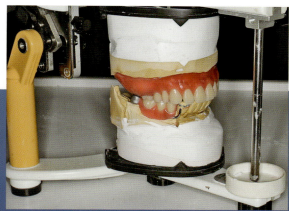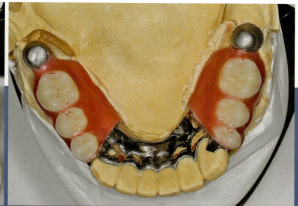

図48　人工歯排列
外冠の上部にもメタルで人工歯を接着する．

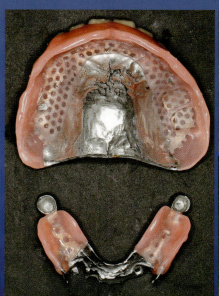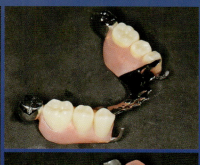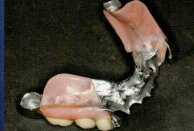

図49　完成した上顎オーバーデンチャーと下顎IARPD
遠心側にインプラントを埋入したことで，義歯の挙動は遊離端義歯から中間欠損義歯へ改変することができた．

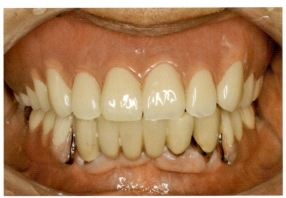
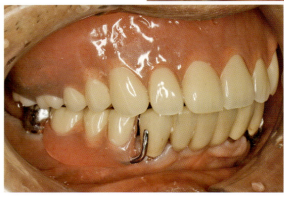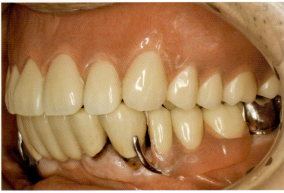

図50　義歯装着後の口腔内写真
前歯部のブリッジはそのまま利用した．遊離端欠損を中間欠損化することで，義歯床もコンパクトになる．抜歯により失われた軟組織の形態回復だけでよいので，残存歯の歯肉形態と移行的になり違和感は少ない．

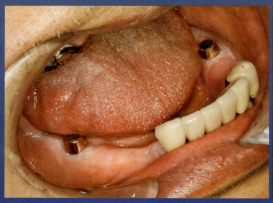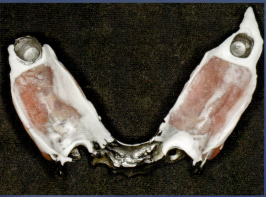

図51　遊離端欠損の中間欠損化
遊離端義歯では後方で義歯は沈下するが，遠心にインプラントを埋入することで，沈下防止の支持としての働きを発揮する．義歯にマグネットを装着すれば維持力も期待できるが，本症例ではいまだつけていない．維持力は前歯部のクラスプで十分であり，インプラント支持としての役割が大きい．マグネットは将来，患者から臼歯部の維持力が不足すると訴えが出た場合に設置する．

■ 本症例の考察

　前後すれ違い咬合症例では，下顎前歯部が残っていることが多く，前噛みにより上顎の義歯が転覆し，フラビーガムになることも多い．本症例では，多数のインプラントを埋入し固定式の補綴でもすれ違い咬合の受圧・加圧のアンバランスを解消できる．しかし，患者の生活習慣が不規則であり，すでに義歯に慣れていて，将来の改変を考えるとIARPDのほうが適していると判断した．上顎はオーバーデンチャーとし，下顎は欠損遠心部にインプラント埋入したIARPDとすることで受圧・加圧の差が縮小し，患者の前噛み習慣から奥噛み習慣へと改善したと推測できる．また下顎のIARPDは，アタッチメントを内冠形態とし，周囲に義歯床が覆わない設計とすることで衛生環境は良好に保存される．そしてインプラントを欠損部遠心側に埋入したことで，遊離端義歯の挙動が中間欠損義歯と同等に少なくなり，残存歯の負担は軽減し，義歯床はコンパクトになり，違和感軽減につながった．

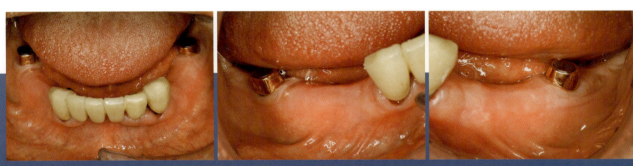

図52　メインテナンス時の口腔内写真
根面板のように低いコーピングは歯ブラシをあてにくい．高さのある内冠型のコーピングは清掃性もよく，またアタッチメント周囲を義歯床が覆わないのでインプラント周囲粘膜の炎症は少ない．

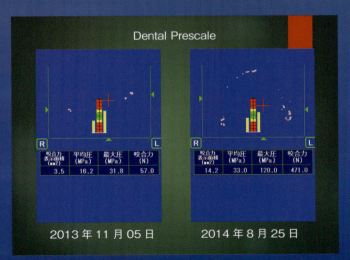

図53　術前術後のデンタルプレスケール
術後はよく噛めるようになり，咬合力は上昇した．臼歯部でも，しっかり噛んでいることがわかる．

■症例2 左右すれ違い咬合への対応

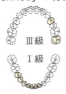
Kennedyの分類

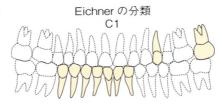
Eichnerの分類 C1

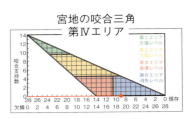
宮地の咬合三角 第Ⅳエリア

　患者は，義歯の不適合を主訴に来院（**図54～57**）．心疾患にてワルファリンを服用しており，PT-INR 1.56，HbA1c 5.8である．ワルファリン服用患者への歯科治療の可否を，**表1**に示した．この基準に照らし，また義歯の使用には慣れているため，IARPDを選択することとした．

　フルクラムラインを**図58**に示す．ここから製作義歯に適切な力が働くよう，インプラントの埋入位置を検討する．しかし，コーンビームCTより埋入できる顎骨がないため（**図59**），実際には**図60**のような位置に埋入した．

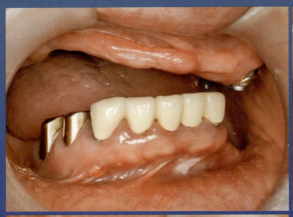
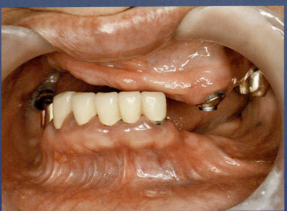
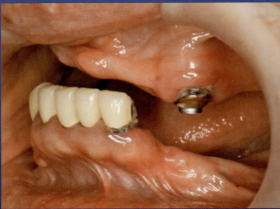

図54　初診時の口腔内写真
症例：63歳女性．
主訴：義歯が痛くて噛めない．動いてしまう．
初診：2014年1月．
非喫煙．
全身的既往歴：大動脈弁閉鎖症にて手術．
服用薬剤：ワルファリン．
左右すれ違い咬合の症例．数年前にコーヌステレスコープを装着したが，3┘の支台歯の歯根破折により抜歯．

臨床編—④遊離端欠損をIARPDでどう攻める 103

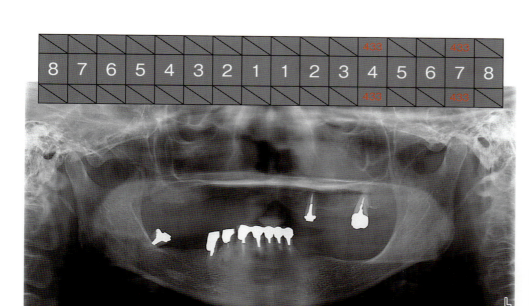

図55 パノラマエックス線写真とプロービングチャート
すべてが失活歯であり歯根も短い．歯肉の炎症が強いわりにはプロービング値はさほど深くない．

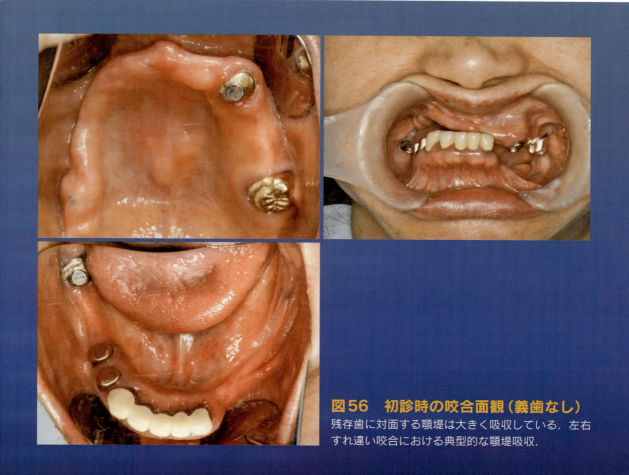

図56 初診時の咬合面観（義歯なし）
残存歯に対面する顎堤は大きく吸収している．左右すれ違い咬合における典型的な顎堤吸収．

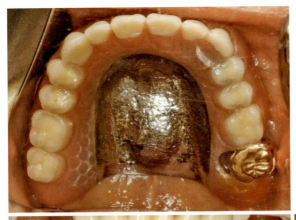
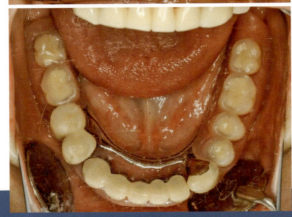
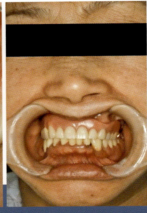

図57 初診時の咬合面観（義歯あり）
顎堤吸収に伴い義歯は沈下し，咬合平面が斜めになっている．

表1 ワルファリン服用者の歯科治療とPT-INRの関係(Herman, et al. 1997.[46]より作成)

PT-INR	<1.5	1.5-2.0	2.0-2.5	2.5-3.0	3.0-3.5	>3.5
診査，エックス線撮影，印象採得						
簡単な修復処置		通常通り				
複雑な修復処置，SRP，エンド					不明	
簡単な抜歯，歯周ポケット掻爬術，歯肉形成術						
多数歯の抜歯，埋伏歯抜歯				処置可能（要注意）		
歯肉切除術，歯根端切除術，1本のインプラント埋入，少数歯のFOP		不明	不明			
全顎の抜歯	不明				不適	
広範囲のFOP，多数の埋伏歯抜歯，多数のインプラント埋入	不明					
観血的整復固定術，顎矯正手術						

この患者のPT-INR値は1.56，HbA1cは5.8であった．
ワルファリンは正常にコントロールされていると推測でき，少数歯のインプラント埋入など外科処置も可能であるが，あまり大きな処置は不適である．
担当医とも相談のうえ，少数歯インプラント埋入を検討する．

臨床編―④遊離端欠損をIARPDでどう攻める 105

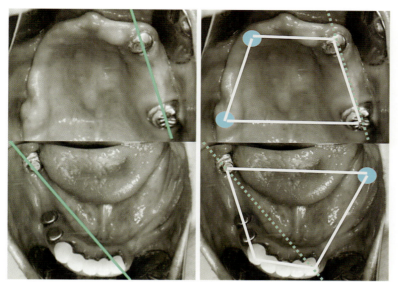

図58 残存歯のフルクラムライン（左）と理想的なIARPDの埋入位置（右）
左右すれ違い咬合ではフルクラムラインは上下で交差せず，噛むたびに上下の義歯は回転する．
上下で台形の位置に天然歯かインプラントが配置できれば，義歯は回転せず動きが少なくなる．

治療計画
プラン1．上下顎にインプラントを少数埋入し，IARPD（決定）
プラン2．天然歯オーバーデンチャー
プラン3．パーシャルデンチャー

パーシャルデンチャーにて左右すれ違い咬合に対応するには限界もあり，固定式インプラント補綴する骨量もないためIARPDで補綴する計画を提案した．しかしワルファリンを服用しており，歯科治療にも制約もあるが，担当医とも相談のうえ少数歯のインプラント埋入は了解を得た．PT-INR値も参考にしつつ止血に注意を払いながら外科処置に臨んだ．

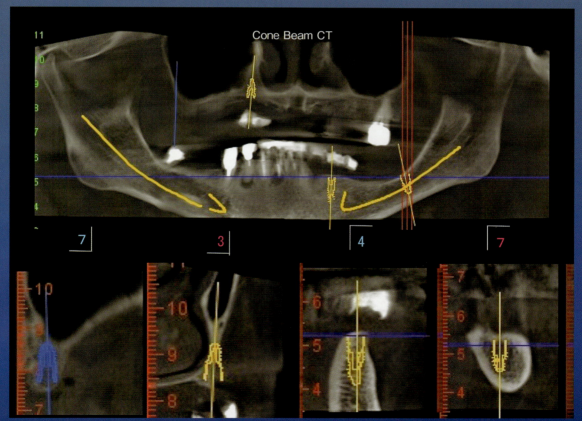

図59 コーンビームCT画像
理想的な位置のうち3|，|7は埋入不可であった．
|7はショートインプラントで対応し，|7の代わりに|4部に埋入する計画とした．

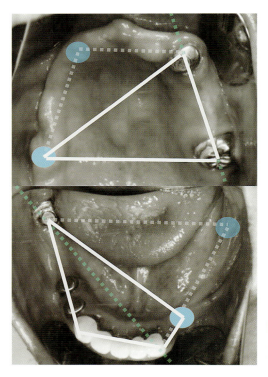

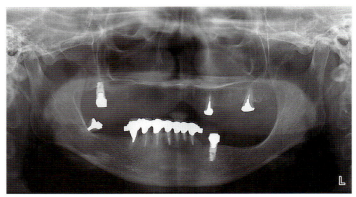

図61　埋入後のパノラマエックス線写真
すれ違い咬合の受圧加圧のアンバランスを小さくするために，上顎は残存歯も根面板としオーバーデンチャーとした．
また，下顎は 7| に埋入であれば残存歯とインプラントが台形で配置され，義歯の挙動が小さくなるが，7| は骨量が少なく |4 にインプラントを埋入することでで代用した．

図60　実際の埋入位置
理想的な位置ではないが 7|，|4 にインプラントを埋入することにより，左右すれ違い咬合による義歯の回転沈下が少なくなる．

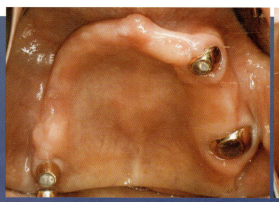

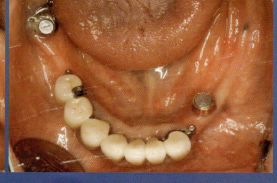

図62　補綴後の咬合面観（義歯なし）

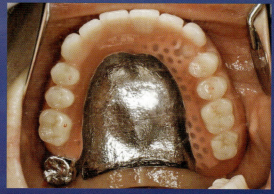

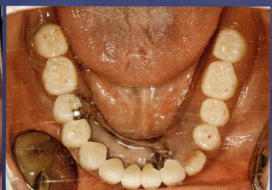

図63　補綴後の咬合面観（義歯あり）
上顎はインプラント，天然歯を含めたオーバーデンチャーとした．下顎は |4 にインプラントを埋入しIARPDとしたが，|567 は遊離端義歯の挙動を示す．

■ 本症例の考察

　左右のすれ違いは前後のすれ違いよりも咬合平面の乱れが生じやすく，義歯の安定も悪い．それによる咬合崩壊のリスクも高く，積極的な補綴介入やインプラントの併用は重要と考える．本症例は左右すれ違い咬合により咬合平面の乱れを生じており，義歯の不具合を訴えて来院した．治療履歴を問診すると，直近にコーヌステレスコープなどで治療介入するも咬合崩壊をくい止めることが困難だったようである．すれ違い咬合では，残存歯による加圧要素と対合する顎堤の受圧要素のアンバランスで，義歯装着後も顎堤が異常吸収してしまうことがある．また，下顎位も偏位していることがほとんどである．さらなる崩壊のスピードをゆるめるため，義歯床下のインプラント埋入は顎骨の保全と臼歯部咬合支持の増強のため，一つの対応策と考えられる．

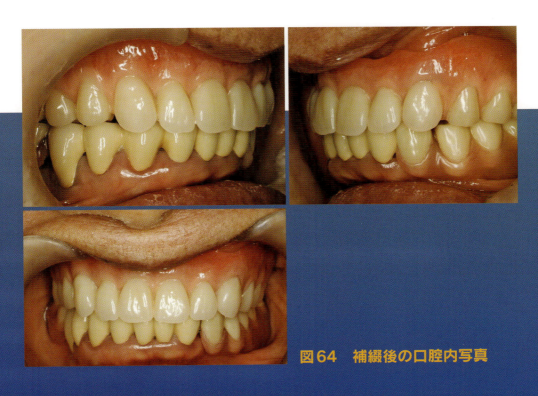

図64　補綴後の口腔内写真

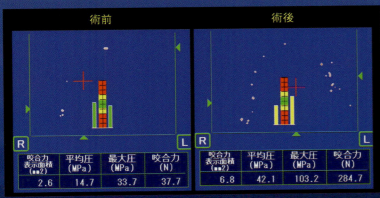

図65　術後のデンタルプレスケール
IARPDにより，義歯の回転・沈下が少なくなり，かつ残存歯と義歯の一体化により，臼歯部でも噛めてきていることがわかる．

3—IARPDの文献的考察

　近年では残存歯の状況から生じるパーシャルデンチャーの限界を克服するために，ここで示したようなインプラントを配置したIARPDも臨床で普及し始めている．

　インプラントが有効なケースに，コンビネーションシンドロームがある．これは，下顎遊離端欠損において経年的に上顎前歯部顎堤の吸収，下顎臼歯部顎堤の吸収が起こり，最終的に口腔機能の改善が困難になっていく症状のことである．これらの問題を克服し，さらなるリジッドサポートの確立とコンビネーションシンドローム抑制のため，パーシャルデンチャーとインプラントの融合が考えられた．それがIARPDである．IARPD最大のメリットは，インプラントの埋入手術に対する制約が従来のインプラントより少なくて済むことである．また，スクリュー固定の場合，GBRが不可能で水平的な骨幅が少ないときに，IARPDであれば補綴設計に自由度がきくので，そういった心配が少なくて済む．

　垂直的な骨量が不足している場合も，歯冠長が15mmを超えるとインプラント-歯冠比が悪くなるので，インプラントにアタッチメントを装着したIARPDが有効な手段となる[47]．インプラントの埋入は理想的には咬合面に垂直であることが望まれるが，インプラントに装着するアタッチメントの一つであるロケーターは，フィクスチャーの軸が最大20度咬合平面から傾いても維持力が発揮できる．このように少ない制約のもとインプラントを埋入することで，義歯の安定性を固定性補綴に近づけるとともに快適性を高め，かつ咬合平面の維持安定とコンビネーションシンドロームの予防にも有効な手段となる．インプラントと義歯の融合には，

1. 補綴装置の安定性の向上
2. 骨吸収の抑制
3. 維持力の向上
4. 残存支台歯の負担軽減
5. 維持装置（おもにクラスプ）の制限および簡略化
6. 患者の快適性向上
7. 従来のRPDより口腔衛生の管理がしやすい
8. インプラントの埋入本数が減る
9. 審美領域における解剖学的な欠損をレジンにて補塡できる

等のメリットがある．ほかにも，インプラントの存在は粘膜や残存歯，支台歯の負担軽減につながるため，結果的に義歯の設計が変わり，咀嚼への評価も変化する．特にKennedyⅠ・Ⅱ級のIARPDは，インプラントによって支台が増設できるのでクラス3に移行し[48]経済的に低コストでシンプル・低侵襲な処置と考えられる[49-54]．埋入位置は7番相当部，顎堤中央が推奨されている[55-57]．

　臼歯部義歯床下でのインプラントの存在は，顎堤吸収抑制と顎関節のリモデリングによる咬合の安定をもたらすといわれている[55]．特にエクストリームSDAの場合，インプラントによる臼歯部のサポートは，安定した咬合を提供するとともに経済面・TMJのリモデリングに効果的に作用し，TMJの負担軽減につながると指摘されている[58]．しかし，義歯に機能的な限界もあるため[55,58,59]固定性の処置が有効な場合も

あることは知っておかなければならない[29, 61-64].

　アタッチメントは，ロケーターが推奨されている[59, 65]が，他にも磁性アタッチメントなど多種多様なアタッチメントが市販されているので，症例や術者の使いやすさに応じて選択するとよいだろう．IARPDにて補綴する際のポイントをまとめると以下のようになる[55].

①遊離端欠損では欠損遠心部へのインプラント埋入が好ましい

②IARPDに患者が適応できなかった時は固定式インプラント補綴への移行も可能な埋入位置を選択することが望ましい

③Kennedy IV級では近心への埋入も選択できる

④解剖学的な制約がある際はショートインプラントも選択肢に含める

⑤基本的な設計の考え方は従来のRPDと変わらない

⑥上顎には強度の高いメジャーコネクターが望ましい

⑦舌側の床縁は不快事項を訴えた場合，短くする

⑧インプラントには維持機能の高いアタッチメントを推奨する

⑨定期的なメインテナンスを欠かさない

　従来のパーシャルデンチャーおよび固定式インプラント補綴と比較し，IARPDの利点をあげると**表2**のようになる．

表2　パーシャルデンチャー，固定式インプラント補綴と比較したIARPDの利点 (Rodeny, et al., 2008.[66])

対パーシャルデンチャー	対固定式インプラント補綴
安定性の向上	インプラント埋入本数の減少によりコスト削減
維持向上	移植手術の必要性が軽減
審美性向上	ショートインプラントの使用が可能になってくる
快適性向上	衛生管理が容易
患者満足度向上	クロスアーチで行うため安定性の向上
患者が自信を取り戻す	大きな欠損補綴に対応できる
リラインを必要とする回数の減少	審美面が改善する可能性を有する
コンビネーションシンドロームになるリスク減少	隣在歯への影響が減る

(p.108-109「3-IARPDの文献的考察」：諸隈正和)

■症例　コンビネーションシンドローム様欠損形態にIARPDにて対応した例

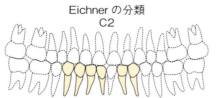

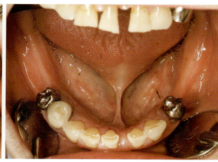

図66　初診時の口腔内写真
（亀田，2015.[43]）
症例：60歳女性．初診：2008年12月．
主訴：噛むと上顎義歯が外れる．下顎義歯は当たって痛い．
上顎は無歯顎，下顎は遊離端欠損だった．上顎の顎堤の吸収は少なかった．

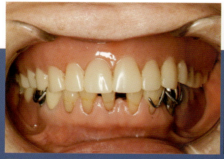
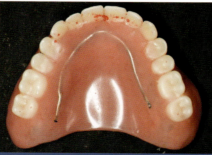
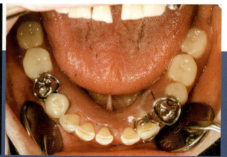

図67　初診時の口腔内写真（義歯あり）
上顎は顎堤がしっかりしているにもかかわらず，咀嚼時に総義歯が外れやすいと訴えた．非喫煙，全身疾患なし．

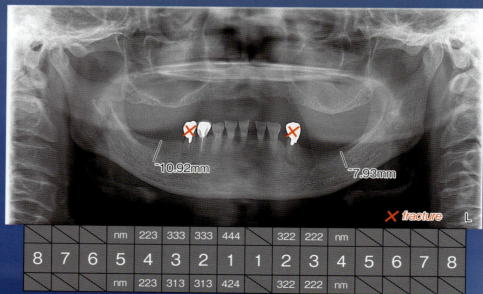

図68　初診時（2008年11月）のパノラマエックス線写真とプロービングチャート
5⏌，⎿4が歯根破折しており抜歯となる．破折歯以外は歯周疾患は軽度であった．

臨床編―④遊離端欠損をIARPDでどう攻める 111

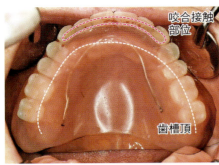
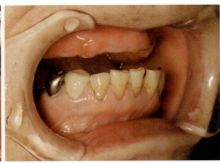
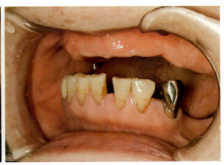

図69 上顎の顎堤に上顎義歯を重ねたイメージ(中央:亀田,2015.[43])
上顎前歯は顎堤より前方に排列されるため,下顎前歯の突き上げにより,上顎総義歯の維持が得にくくなる.上顎シングルデンチャーでは下顎前歯部に歯が残っていると外れやすくなる.

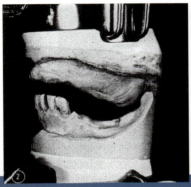
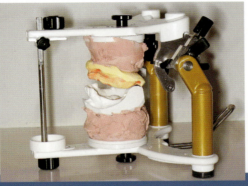

コンビネーションシンドロームの臨床的な問題
①上顎前歯のフラビーガム
②上顎結節の下方成長
③下顎前歯の挺出
④下顎臼歯部の顎堤吸収
⑤口蓋部の粘膜過形成

図70 Kellyのコンビネーションシンドローム(左:Kelly,1972.[67])(右:亀田,2015.[43])
Kellyはこのような欠損形態による臨床的な問題をコンビネーションシンドロームと呼んだ.本症例もKellyのコンビネーションシンドロームと同様の義歯の挙動を示すおそれがある.

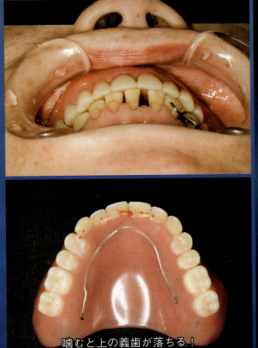
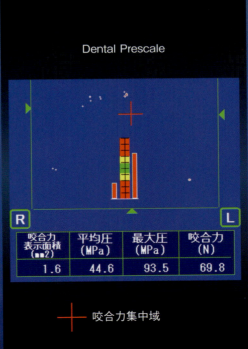

図71 上顎シングルデンチャーの咬合接触
患者は残っている下顎前歯部で噛もうとするため,前歯部の咬合接触が強い.前歯部を咬合調整しても1～2週間後にはまた当たっている.
下顎がカウンタークロックワイズドローテーション(時計と反対回りの回転)し,前で噛もうとしている.

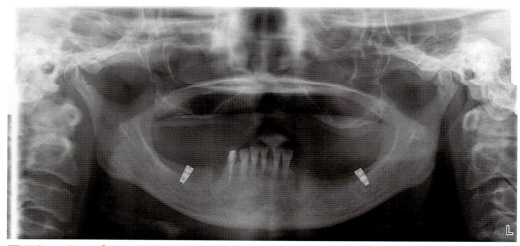

図72　インプラント埋入後のパノラマエックス線写真（亀田, 2015.[43]）
前噛みの対策として，下顎遊離端欠損の後方に1本のインプラントを埋入し咬合重心を後方で安定させ，下顎だけでなく上顎義歯も安定させることを計画した．

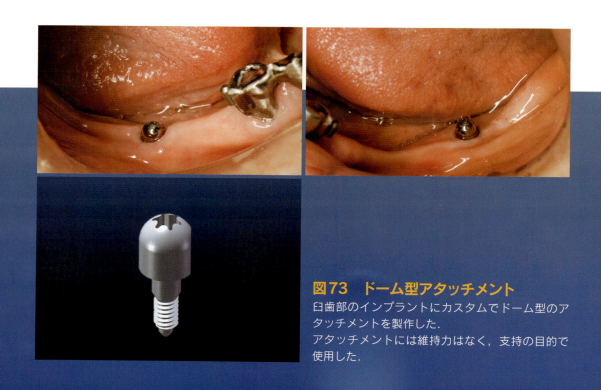

図73　ドーム型アタッチメント
臼歯部のインプラントにカスタムでドーム型のアタッチメントを製作した．
アタッチメントには維持力はなく，支持の目的で使用した．

臨床編―④遊離端欠損を IARPD でどう攻める

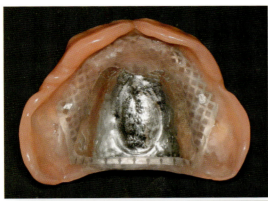
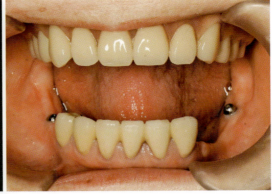
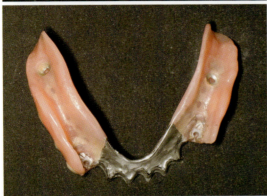

図74　上顎総義歯と下顎IARPD（2009年8月）
上顎の総義歯は再度前噛みになることを懸念して，対応しやすいように義歯後縁をレジンとした．
下顎はインプラント支持のパーシャルデンチャーを装着した．
ドーム型アタッチメントに金属床のフレームが接するようにし，臼歯部で義歯床が沈下しないようにした．

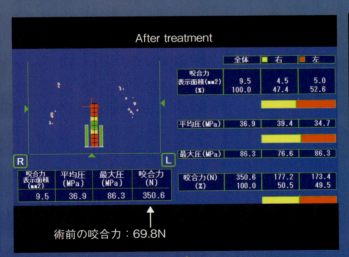

図75　術後のデンタルプレスケール
治療後，咬合力は術前69Nに対し350Nと回復し，咬合重心は後方へ移動した．

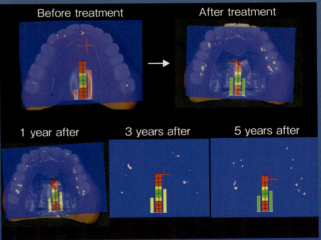

図76　デンタルプレスケールでの咬合力中心域の変化
術前には咬合力中心域は前方であったが，術後に後方へ移動し，その1年後，3年後，5年後と安定している．これは前噛み習慣が解かれ，安定した奥噛みが達成できていると推測できる．臨床的には上顎総義歯の維持が良好な状態で安定している．

■ 本症例の考察

　上顎のシングルデンチャーにおいて，下顎前歯部のみ残存するパーシャルデンチャー症例では，上顎の維持安定が難しいことが多い．Kellyはコンビネーションシンドロームと呼んだが，下顎前歯部のみ残存症例がすべて難症例になるわけではない．しかしその徴候が現れたら，早めに対策を講じたほうが後の苦労が少なくなる．

　本症例では上顎無歯顎の顎堤が形もよく，吸収が少ないにもかかわらず総義歯の維持が得られていない．そのような場合，多くが咬合に問題がある．下顎の前歯部が残存すると，前噛みの習慣がつきやすい．そうすると，上顎総義歯は，前につき上げる力が加わり外れてしまう．上顎の維持のために，上顎へインプラントを計画することもあるが，十分な顎骨がなく不適応であった．そこで下顎の臼歯部にインプラントを埋入しIARPDとすることで，前噛みを奥噛みの習慣に変え，咬合の安定を得ることができた．

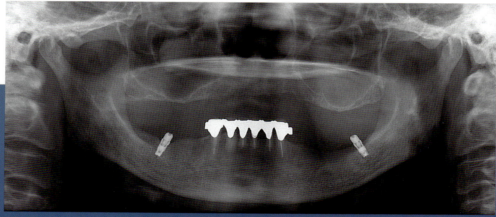

図77　メインテナンス6年後（66歳．2015年7月）のパノラマエックス線写真
遊離端欠損の遠心部にインプラントを埋入したことで，下顎義歯の遠心部での沈下が少なくなっている．

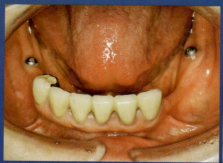 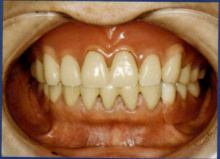 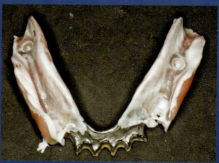

図78　メインテナンス6年後（66歳）の口腔内写真
IARPDにより臼歯部咬合支持が増強され，奥噛み習慣が達成できた．それにより上顎総義歯が咬合により辺縁封鎖を破壊されることが少なくなり，長期にわたり安定した維持力を保つことができた．

5 遊離端欠損をオーバーデンチャーでどう攻める

　天然歯支台でオーバーデンチャーを適用する利点には，抜歯後に進む顎堤の歯槽骨吸収を防止し，歯根膜感覚の保存や義歯の維持，安定の向上に役立つということがあげられる．また，歯冠の切断によって歯冠歯根長比が改善し，咬合平面を理想的に設定しやすくなるため，咬合の安定と審美性の改善が図りやすくなる．また，高齢者などでは，抜歯を回避して義歯の製作が可能になるという利点もあり，総義歯へ円滑に移行する移行義歯として応用ができる．

　一方欠点として，支台歯が生活歯であれば抜髄の必要があること，義歯が周囲を覆うため自浄性が悪く，義歯による機械的な圧迫もあり，周囲歯肉が炎症を起こしやすくなることがあげられ，二次齲蝕も増加する．また，支台歯を支点に義歯が転覆するため，義歯の破折や支台歯に付けた根面板などの脱落が増加すること，さらに義歯非装着時には舌感や審美的な問題が生じることがあげられる．

■症例1　前後すれ違い咬合への対応

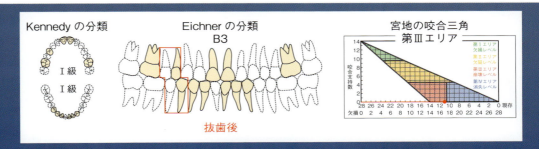

　ここに提示する症例は，前後すれ違い咬合へ移行する直前の状態にて来院し，咬合支持していた歯が抜歯となり，前後すれ違い咬合へ移行したケースである．患者は，63歳男性，義歯の不具合を主訴に来院した（図1～5）．

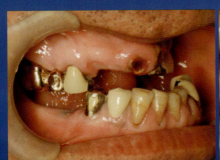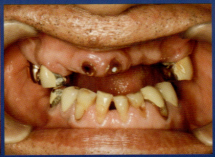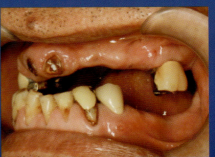

図1　初診時の口腔内写真
症例：63歳男性．主訴：義歯が合わない．初診：2012年7月．
骨格性の下顎前突の顎間関係であり，咬合支持は右側小臼歯部のみであったが，5|は歯根破折しており，後に抜歯となり前後すれ違い咬合となった．

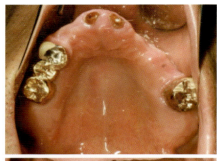
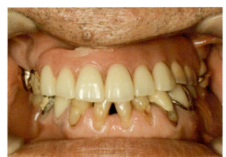

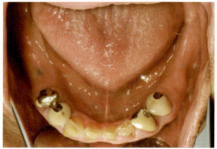

図2 初診時の咬合面観
顎堤の吸収は比較的少ない．

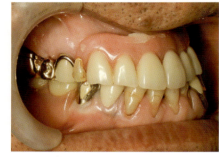
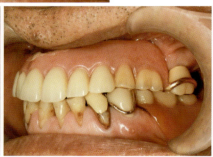

図3 初診時使用していた義歯
上顎義歯の前後人工歯は正常被蓋となっていたが，噛むたびに前上方にあおられていた．

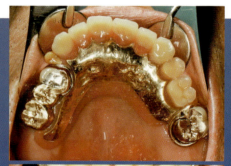
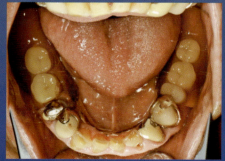

図4 義歯の咬合面観
クラスプは破折していた．

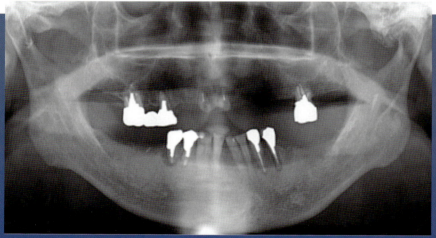

図5 初診時のパノラマエックス線写真
遊離端欠損に隣接する 5⏌，⏌5 が歯根破折しており抜歯と診断した．

補綴治療計画
プラン1．上下顎に多数のインプラントを埋入し，固定式インプラント補綴
プラン2．下顎のみ（または上顎も）少数のインプラントを埋入しIARPD
プラン3．パーシャルデンチャー（クラスプまたは上顎はオーバーデンチャー）（決定）

前後すれ違い咬合となっており，インプラントを含む治療計画を提案したが，インプラント手術は希望しなかった．そのため，プラン3のパーシャルデンチャーでの対応に決定した．上顎は残存歯質も少なく歯冠修復に不向きであり，すれ違い咬合への対策として歯列の一体化と加圧因子の減弱のためオーバーデンチャーとすることにした．

臨床編―⑤遊離端欠損をオーバーデンチャーでどう攻める 117

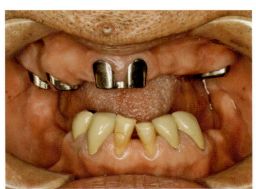

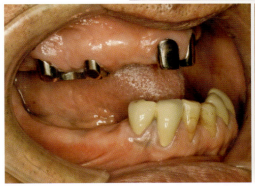
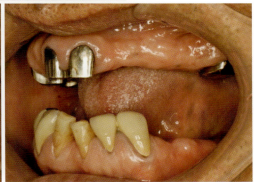

図6　支台歯の処置
上顎は残存歯をバーで連結してコーピングし，天然歯のオーバーデンチャーとする治療計画を立てた．
下顎前歯部が噛みこみ上顎義歯が前歯部で沈下するのを防ぐために，1|1 の残根を利用し内冠形態の根面板とした．

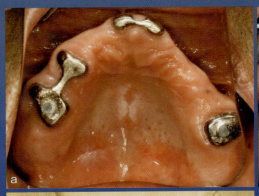
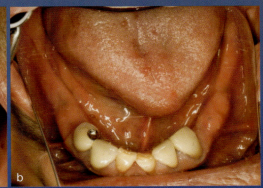

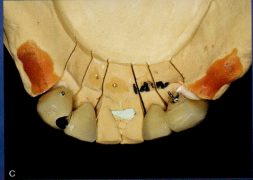

図7　支台歯の処置（咬合面観）
6| の頬側遠心根もう蝕のため抜根した．
上顎臼歯部も歯冠回復はせず，根面板とし上顎義歯の臼歯部が離脱する回転を防ぐために，マグネットのキーパーを設置した（a）．
下顎はクラスプのかかる支台歯は連結し，4| は近心レスト，|3 はシングラムレストを設置した（b, c）．

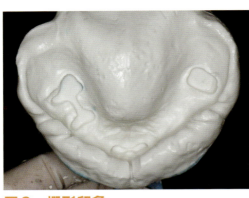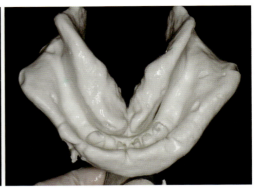

図8　概形印象
既製トレーとアルジネート印象材にて，概形印象を採得し，各個トレーを製作する．

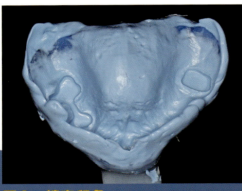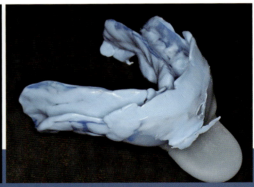

図9　精密印象
顎堤もしっかりしており，患者の口腔周囲筋の動きもよい．できるだけ機能運動をさせシリコーンにて印象採得する．

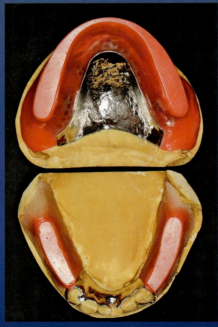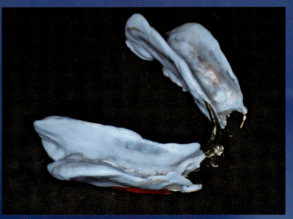

図10　ろう堤と下顎のオルタードキャスト法
メタルフレームを試適，調整後，粘膜面はオルタードキャスト法のためのシリコーン印象を行う．

臨床編—⑤遊離端欠損をオーバーデンチャーでどう攻める 119

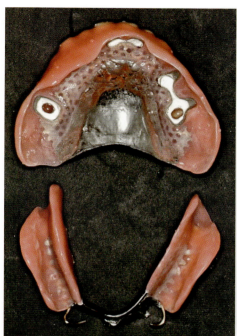
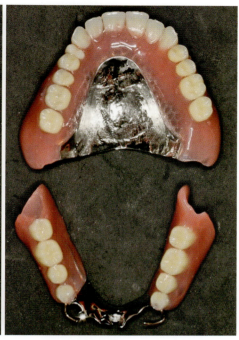

図11　完成した義歯
上顎大臼歯部のキーパーに相当する部位には，マグネットを装着する予定でデザインした．根面板に相当する部位はメタルハウジングにて適合を高め，マグネットが入るスペースを設けた．下顎はリンガルプレートを残存歯と適合させ，できるだけ歯列との一体化を図った．

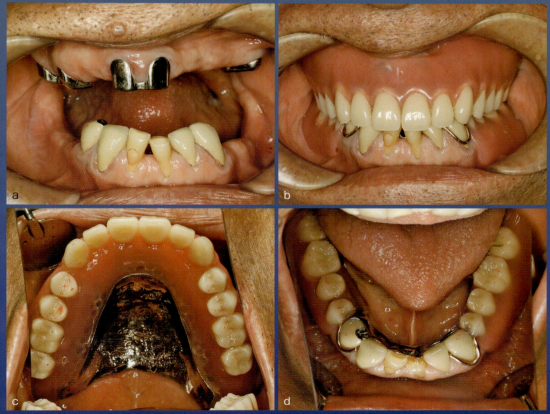

図12　メインテナンス時（2016年4月）の口腔内写真
天然歯のオーバーデンチャーでは，残存歯を義歯床が覆い，自浄性が悪化し，機械的圧迫もあり，周囲歯肉は炎症を起こしやすい．定期的なメインテナンスは必須である．

■ 本症例の考察

前後のすれ違い咬合症例において，下顎は前歯部が残存し，上顎は臼歯部が残存する場合，下顎前歯のつき上げで，上顎の義歯は前方に転覆し，離脱しやすい．まして，骨格性の反対咬合においては，上顎前歯部の顎堤が後方にあり，ストッパーとならないためなおさらである．

本症例では，インプラントを用いてIAPRDにすれば義歯の挙動を小さくすることができる．しかし，患者は望まなかったため，天然歯のオーバーデンチャーとした．幸い 1|1 の残根を利用することができ，上顎義歯の前方への回転を小さくすることができた．また，オーバーデンチャーとすることで，上顎臼歯部の加圧要素を減弱し，歯列が一体となり噛むことができ咬合の安定も図られた．

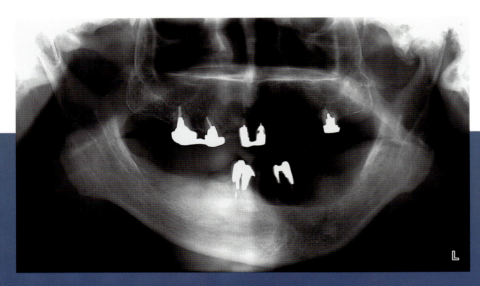

図13　メインテナンス時のパノラマエックス線写真
前後すれ違い咬合へ移行したが，かろうじて 1|1 の機能を残し，天然歯のオーバーデンチャーとした．下顎臼歯部の顎骨吸収も認められない．

オーバーデンチャーにするとき，上顎の歯を切断するか下顎の歯を切断するか？

すれ違い咬合のように，残存歯の加圧要素と対合する顎堤の受圧要素にアンバランスが生じている症例において，その差を縮めるために，戦略的に歯冠を切断しオーバーデンチャーにする場合がある．上下顎の両方をオーバーデンチャーにできればよいが，それを患者は希望しない場合もある．上顎か下顎かどちらか一方をするとしたら，どちらのほうが有利であろうか？それを推測するために，片顎が無歯顎のシングルデンチャーの研究を参考にしたい．

オーバーデンチャーのなかでも残存歯が少なくなると，義歯の維持力は減少し歯根膜感覚も少なくなってくる．少数歯残存のオーバーデンチャーにおいては，対顎に咬合する歯が存在すると，シングルデンチャーに近い咀嚼運動をすると推測できる．日塔の研究によると[68]，上顎と下顎のシングルデンチャーでは，咀嚼運動の明らかな相違がみられるという．上顎シングルデンチャーでは閉口反射成分，下顎シングルデンチャーでは開口反射成分の影響が考えられ，食品性状の違いによる咀嚼運動のリズム性の変化は，上顎シングルデンチャーでは正常有歯顎者とほぼ同じ様相を呈したが，下顎シングルデンチャーにおいては，粘性，硬性食品の咀嚼の困難性が示唆された．

オーバーデンチャーにおいても，上顎のほうが支持面積も大きく辺縁封鎖もしやすいため，義歯の安定は容易である．上記研究を勘案しても，上顎の歯冠を切断しオーバーデンチャーとしたほうが咀嚼の面では有利であろう．下顎においては少数歯残存のオーバーデンチャーは，残存歯が前臼歯に台形に残っているなどの条件がよい場合を除き，不安定になりやすい．

（亀田行雄）

■ 症例2 左右すれ違い咬合への対応

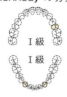
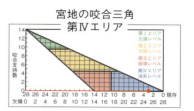

抜歯後

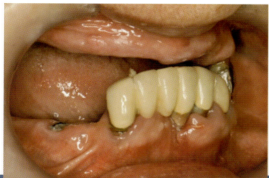
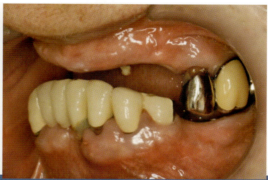
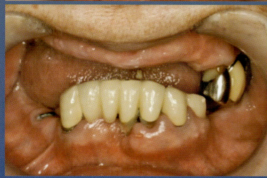

図14 初診時の口腔内写真
症例：78歳女性．
主訴：歯がぐらぐらで義歯が合わない．
全身疾患：特になし．
初診：2014年7月．
残存歯はブリッジごと動揺していた．

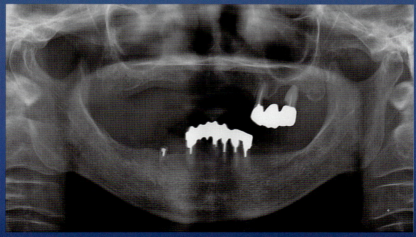

図15 初診時のパノラマエックス線写真
左右すれ違い咬合であり，残存歯の二次う蝕や支持組織の喪失で残せる歯が少ない．

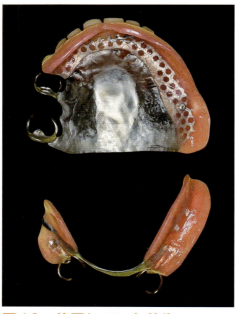

図16 使用していた義歯
噛むたびに義歯が動き食べにくい．

補綴治療計画
プラン1. すべて抜歯し，上顎総義歯，下顎2-IOD
プラン2. すべて抜歯し，上下顎総義歯
プラン3. 残根による根面板とし，天然歯のオーバーデンチャー（決定）

残存歯の歯質の量も少ないので，すべて抜歯する提案もしたが，患者は少しでも歯を残したいという希望があり，残せる歯は残根化し，オーバーデンチャーとする計画とした．高齢でもあり，将来，残根に問題が生じたら抜歯し，容易に修理できる．また，残根には維持力を求め，アタッチメントを装着した．

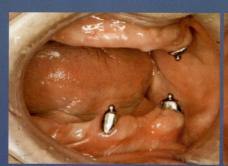
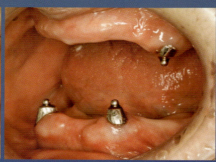
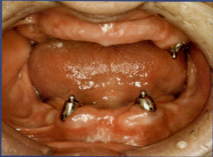
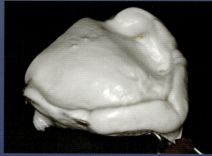
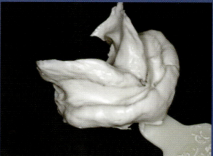

図17 支台歯の処置
3本の歯が残ったが，左右すれ違い咬合の受圧加圧のアンバランスを小さくするために，すべて根面板とし，アタッチメントは義歯の維持に利用した．

図18 概形印象
総義歯製作と同様なステップとなる．

臨床編—⑤遊離端欠損をオーバーデンチャーでどう攻める 123

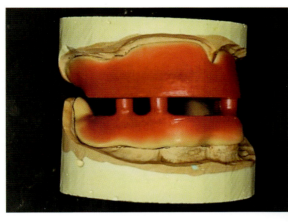
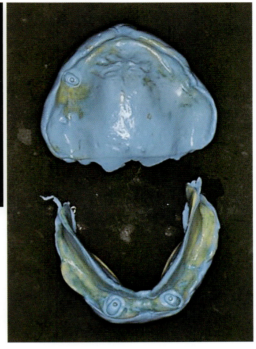

図19 ろう堤つき各個トレーと精密印象
閉口位にて機能運動を行い，印象採得した（閉口機能印象）．

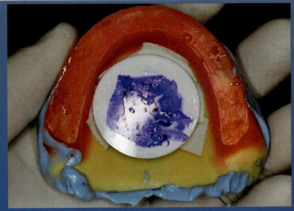
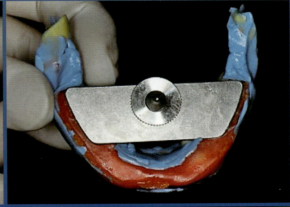
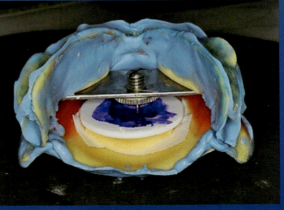

図20 ゴシックアーチ描記法
ゴシックアーチを描記し，タッピングポイントとアペックスがほぼ一致したため，タッピングポイントの位置で咬合採得．

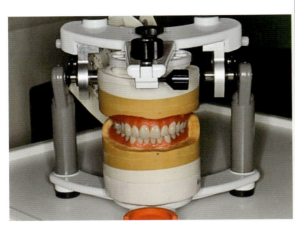
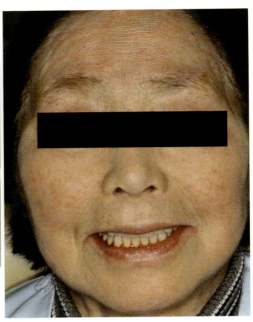

図21 人工歯排列
総義歯に準じ，両側性平衡咬合を付与．

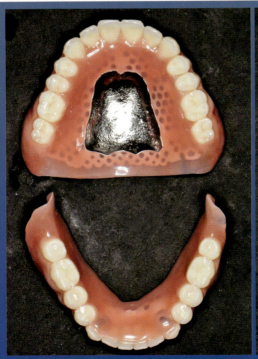
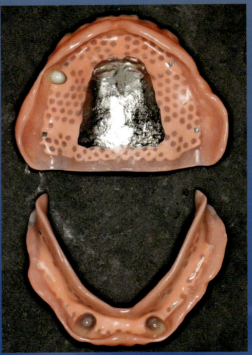

図23 完成した義歯
まだ維持装置は付けていない状態．
ほぼ総義歯と同じ形態とした．
維持装置は最初は付けず，十分にセトリングしてから装着する．

■ 本症例の考察

　本症例は左右すれ違い咬合が破綻し，咬合崩壊を起こしたと推測する．残存歯質の状態もよくないことから，本来であれば参考症例（次ページ）のようにすべて抜歯し，下顎位のずれや咀嚼習慣の乱れを修正してから咬合を再構成したほうがよい．しかし，患者の歯をできるだけ残したいという希望を尊重し，残せる歯は歯冠をカットしオーバーデンチャーとすることで歯根膜感覚を減弱化し，不均等な噛み癖が出にくいよう配慮した．また顎骨吸収による義歯床の沈下に追従できるような回転許容性のあるアタッチメントを使用した．高齢なことも考えると，いずれ抜歯し，総義歯に修理できる移行義歯としての役割もある．

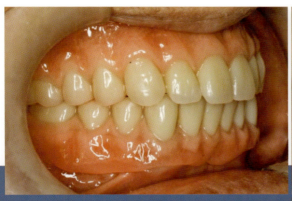
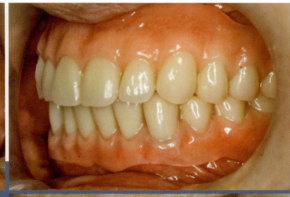
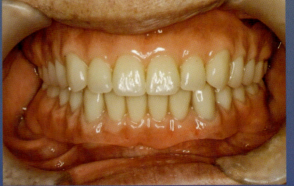

図23　義歯を装着した口腔内
オーバーデンチャーのメリットの一つに，咬合平面の改善の容易さがある．
また審美的な改善も容易である．

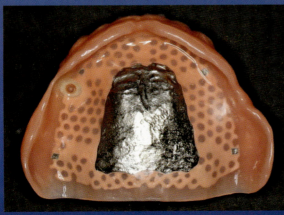
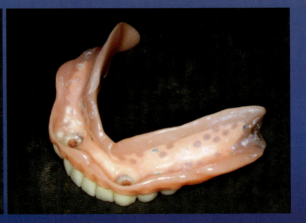

図24　義歯にアタッチメント装着
義歯を装着し2週間ほど使用してから，アタッチメント（クーゲルホック）を義歯に装着した．
維持力が発生し義歯が外れにくくなった．

■ 参考症例：左右すれ違い咬合をすべて抜歯し，IODとした症例

Eichner の分類
C3

宮地の咬合三角
第Ⅳエリア

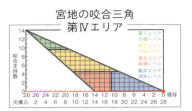

抜歯後

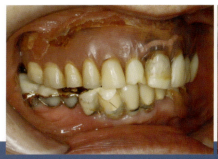
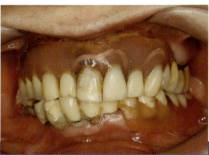
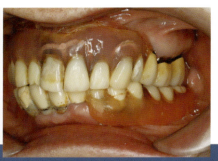

図25　初診時の口腔内写真
症例：72歳女性．初診：2015年9月．主訴：歯がガタガタ．噛めない．
全身疾患なし，非喫煙．

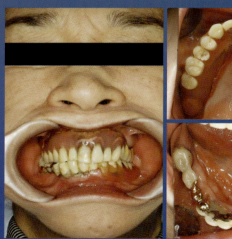
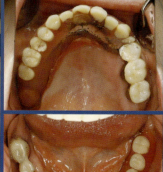

図26　初診時の咬合面観
上顎には二重冠の義歯，下顎にはノンメタルクラスプ義歯が装着されていた．残存歯と義歯ともに動揺していた．

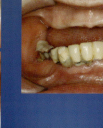
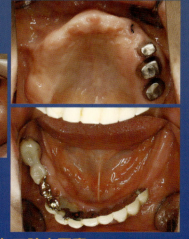

図27　義歯を外した口腔内写真
左右すれ違い咬合であった．下顎のブリッジは動揺度3度．

臨床編—⑤遊離端欠損をオーバーデンチャーでどう攻める　127

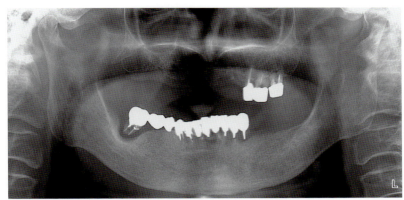

図28　初診時のパノラマエックス線写真
下顎はすべての歯がホープレス．上顎は内冠を外すとほとんどフェルールがない状態だった．

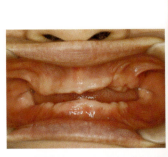
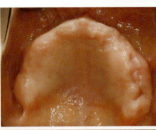
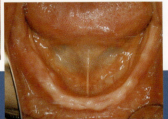

図29　抜歯後の口腔内
すべての歯を抜歯した．

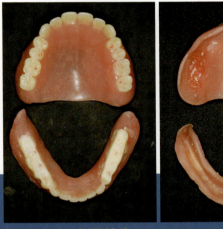
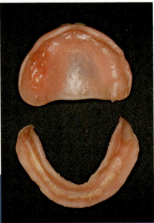

図30　治療用義歯
左右すれ違い咬合の名残りで，下顎位が不安定であった．治療用義歯の咬合面を平坦化し，フラットテーブルで経過をみることにした．

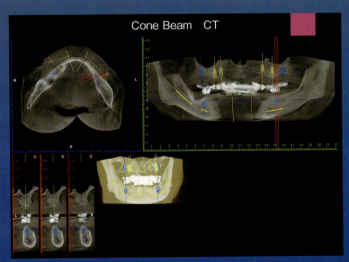

図31　コーンビームCT画像
患者の年齢と義歯に慣れていた状況から，固定式のインプラント補綴にはせず，IODで対応することになった．下顎のIODのスタンダードは前歯部に2本埋入する2-IODであるが，患者はより安定を希望したため，臼歯部にも埋入し，4-IODとした．
上顎はインプラントを予定していたが，治療用義歯にて患者は満足したため，最終的には総義歯を製作した．

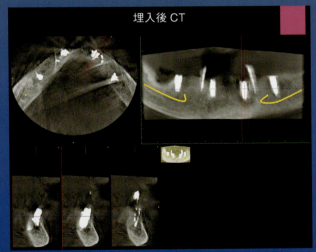

図32　埋入後のCT画像
4本のインプラントを埋入した．治癒期間は2本埋入したテンポラリーミニインプラントで仮義歯の維持を求めた．

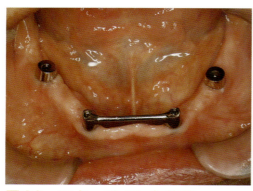

図33 アタッチメント装着
前歯部の2本はバーで連結し，臼歯部は内冠型のアタッチメントとし支持に利用した．台形に4か所に支台としてのインプラントがあると，その上部構造の義歯は安定する．

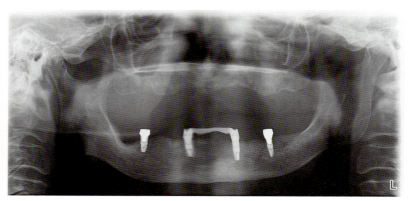

図34 パノラマエックス線写真
下顎は臼歯部の顎堤吸収が少なかったため，インプラントを臼歯部にも埋入できた．

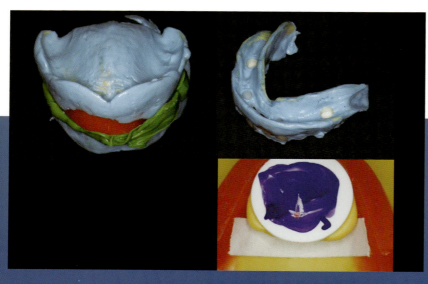

図35 精密印象とゴシックアーチ
閉口機能印象法にて印象採得後，ゴシックアーチ描記法を用いて咬合採得を行った．

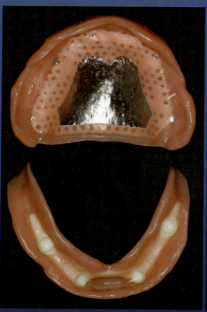
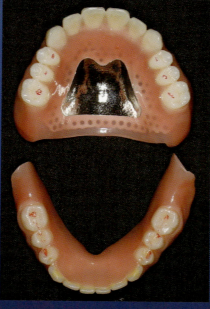

図36 上顎総義歯・下顎4-IOD
下顎は維持装置を付ける前の状態．
下顎はメタルフレームではなく，CAD/CAM加工用のグラスファイバー強化型レジン（Trinia）を外冠および補強フレームとして使用した．

臨床編—⑤遊離端欠損をオーバーデンチャーでどう攻める

■ 本症例の考察

　左右すれ違い咬合の症例では，顎堤も不均一に吸収し，下顎位も偏位していることが多い．可撤式義歯で対応しても，左右の歯根膜感覚と顎堤粘膜の感覚が異なり，不安定な状態が続きやすい．

　抜本的な解決のため，すべて抜歯し，左右差をなくすのも一つの方法である．それでも噛み癖などが残り，不安定なこともある．治療用義歯は，そのような習慣から解放し，下顎位を安定させる目的がある．下顎位が安定すれば，その後の補綴は容易となる．

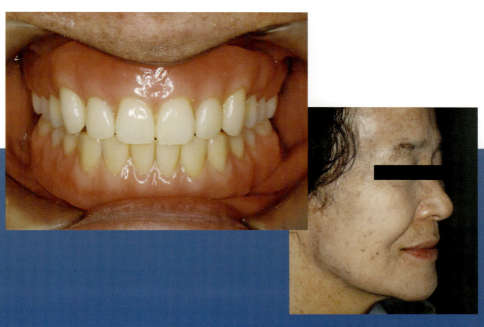

図37　装着後の口腔内と顔貌
咬合平面は改善され，審美的な回復がされた．

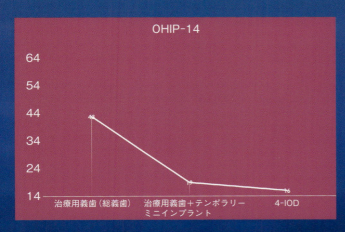

図38　OHIP14
口腔関連のQOLを示すOHIP14はIODにより大きく改善した．

6 遊離端欠損を自家歯牙移植でどう攻める

歯牙移植は，他部位の自己抜去歯を使って欠損を補うことである．
歯牙移植に関する利点，欠点は以下の通りである．

利点）
　固定性の補綴ができる
　自分の歯を利用できる
　インプラント補綴より経済的負担が少ない
　残存歯との連結やブリッジが可能

欠点）
　外科処置が必要となる
　長期的にみると，外部吸収や骨性癒着などトラブルの可能性がある
　移植歯は失活歯となる
　適した歯がないとできない

　インプラント治療は精神的，経済的な問題で受け入れられない患者も多い．もし抜歯してもよい智歯など不要歯があれば，その歯を欠損部に移植することも治療選択肢の一つとなる．歯牙移植の成功率に関しては特に若年者でよいとの報告もある．しかしテクニックセンシティブな面や，10年以上経過後に急激に歯根吸収などのトラブルの発生も報告されている．そのようなことを踏まえて治療計画を立案すべきである．

■ 症例1　智歯の利用―少数歯欠損への対応

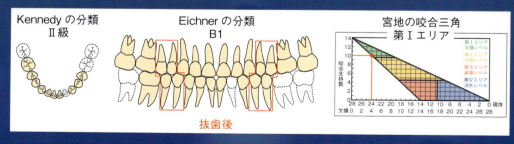

臨床編—⑥遊離端欠損を自家歯牙移植でどう攻める 131

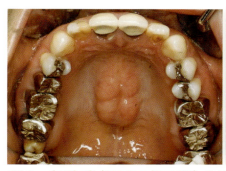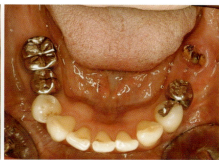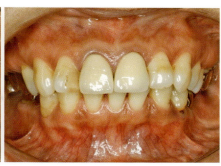

図1　初診時（2004年5月）の口腔内写真
症例：48歳女性．主訴：左下ブリッジの動揺．全身疾患：特になし．
左下のブリッジが動揺していた．写真はブリッジを切断後であるが，7」が二次う蝕で外れていた．

治療計画
プラン1．「6 7 に固定式インプラント補綴
プラン2．「8 を「7 に歯牙移植し，「⑤6△のブリッジ（決定）
プラン3．パーシャルデンチャー
プラン4．SDA

インプラントや可撤式義歯は希望せず，プラン2の歯牙移植にて，臼歯部咬合支持を回復することとした．

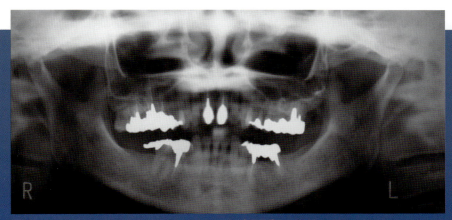

図2　初診時のパノラマエックス線写真
左下のブリッジの「7 が外れていた．

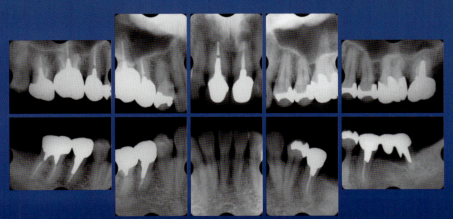

図3　初診時のデンタルエックス線写真10枚法
歯周疾患の問題はなかった．「7 は保存不可能と判断した．

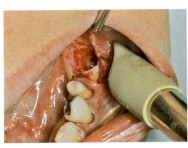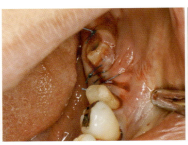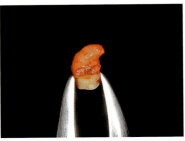

図4　歯牙移植
7̄ 抜歯後 8̱ を 7̄ に移植した．
8̱ を抜歯してみると歯根が彎曲していた．
現在であれば事前にCTにて3次元的な歯根形態を把握しておくことができる．

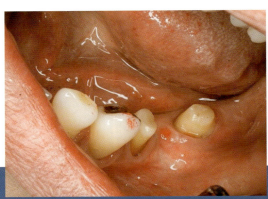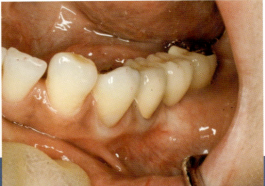

図5　移植後の支台歯と装着したブリッジ
移植歯が生着後生理的動揺を確認し，ブリッジにて補綴した．

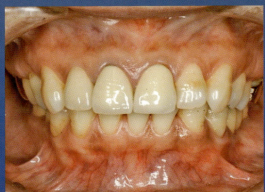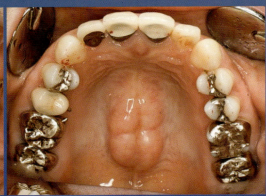

図6　補綴後の口腔内写真（2004年12月）
6̄7̄ の欠損で歯牙移植することで確実な咬合支持ができた．

■ 本症例の考察

「6̲7̲の遊離端欠損に対し，インプラントは希望せず，義歯の使用経験もない比較的若い患者では，抜歯予定の智歯を利用し歯牙移植するのも確実な咬合支持を付与する一手法である一方で，移植歯は失活歯となり，咬合力の強い患者では，歯根破折などのトラブルも考慮しなければならない．定期的なメインテナンス時に，咬合の確認やナイトガードの使用なども必要となる．

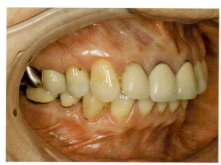
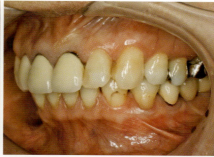
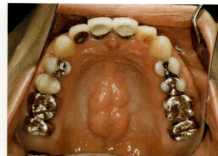
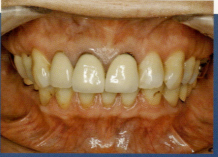
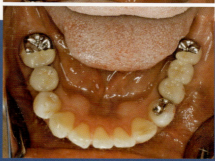

図7　メインテナンス（2015年2月）時の口腔内写真
補綴後10年経過したが，移植歯も機能している．

図8　咬合面観

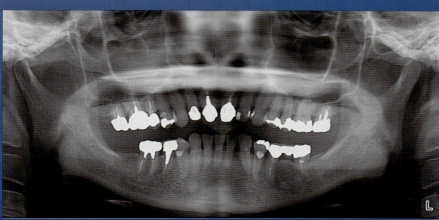
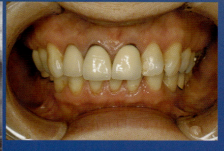

図9　メインテナンス（2017年）時のパノラマエックス線写真と口腔内写真
補綴後12年経過した．歯根膜腔も確認でき外部吸収なども起きていない．

■ 症例2 転位歯を利用した歯牙移植症例

Kennedyの分類
Ⅱ級

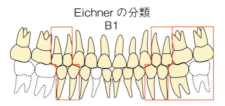
Eichnerの分類
B1

宮地の咬合三角
第Ⅰエリア

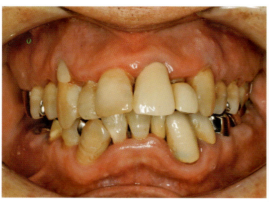

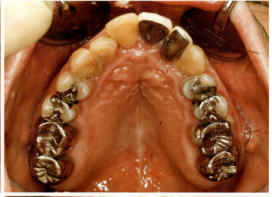

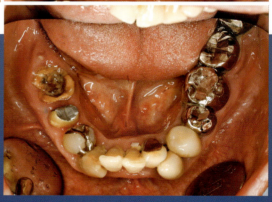

図10　症例の概要
症例：63歳男性.
主訴：左下臼歯が痛くて噛めない（7̅ 急性発作）.
右下 Cr 脱離（6̅|歯根破折）.
初診：2004年5月.
非喫煙.
全身的既往歴：特記事項なし.
顎関節症状：なし.
喫煙習慣：なし.

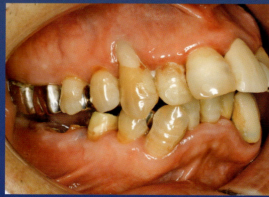

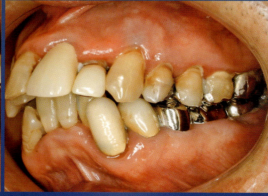

図11　初診時の側方面観
プラークコントロール不良.
浮腫性の歯肉.
清掃性の悪い補綴装置.
清掃性の悪い歯列（歯根近接）.

図12　初診時のプロービングチャート
3mm以下　　62%
4～6mm　　36%
7mm以上　　2%
全体的にBOPが多い.

臨床編―⑥遊離端欠損を自家歯牙移植でどう攻める 135

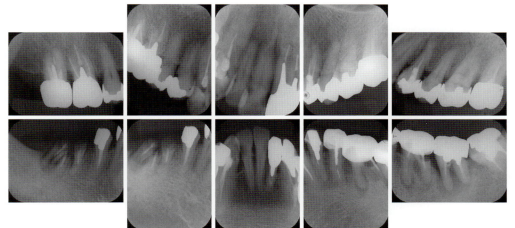

図13 初診時のデンタルエックス線写真10枚法
中等度の歯周疾患．ほぼ水平性の骨吸収であった．

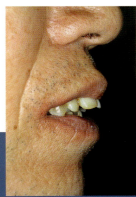
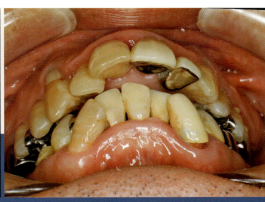

図14 顔貌所見と咬合関係
全体的な咬合力は強くない．
過度のアンテリアオーバージェット．
アンテリアガイダンスの欠如．
臼歯部咬合支持の減少．
下顎位のズレはなし．
舌や口唇の習癖：舌習癖は確認できなかったが，口呼吸はあると考えられた．

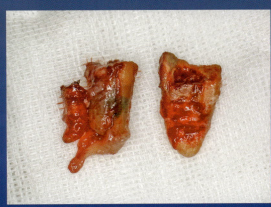
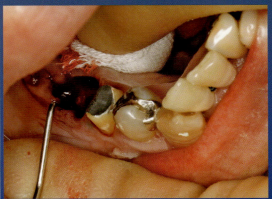

歯槽頂から8mm

図15 6̄の破折歯の抜歯

下顎の補綴治療計画
プラン1．7̄6̄固定式インプラント補綴
プラン2．7̄6̄パーシャルデンチャー
プラン3．SDA
プラン4．1|1転位歯を抜歯するなら7̄6̄に歯牙移植（決定）

患者はインプラント手術は希望せず，また義歯の製作も希望しなかった．1|1の転位歯を抜歯し3̄+3̄のブリッジによるアンテリアガイダンスの回復を図ることになり，抜歯する1|1を歯牙移植で利用することとなった．

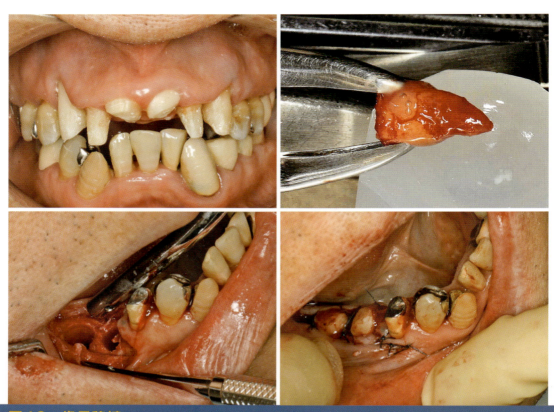

図16　歯牙移植
転位歯の 1|1 は抜歯し，右下の遊離端欠損部 7 6| に移植した．

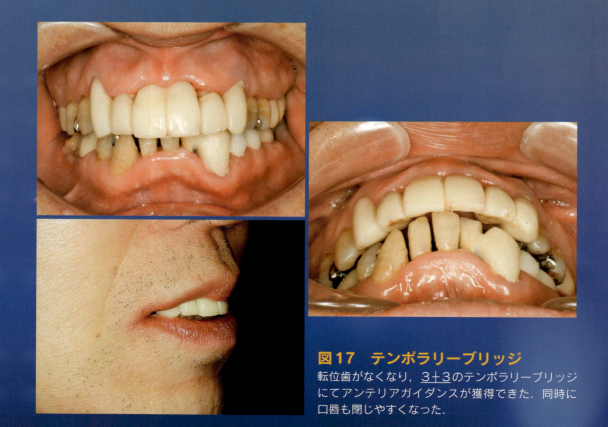

図17　テンポラリーブリッジ
転位歯がなくなり，3＋3のテンポラリーブリッジにてアンテリアガイダンスが獲得できた．同時に口唇も閉じやすくなった．

臨床編―⑥遊離端欠損を自家歯牙移植でどう攻める 137

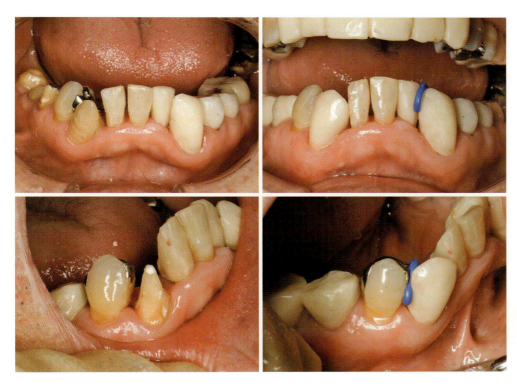

図18 近接歯のMTM
矯正装置の装着を拒んだため，最小限の歯根近接歯の改善を行った．

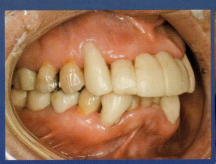

図19 再評価
プラークはまだ残っているが，歯周基本治療により，深いポケット，BOPは減少している．

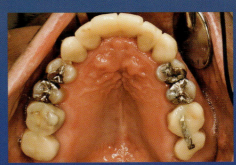

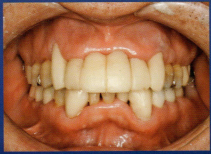

図20 テンポラリー装着時の口腔内写真
テンポラリーで約4か月経過したが，患者は特に違和感を訴えず，途中テンポラリーの破損，脱離もなかった．

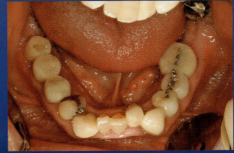

図21 テンポラリー装着時の咬合面観

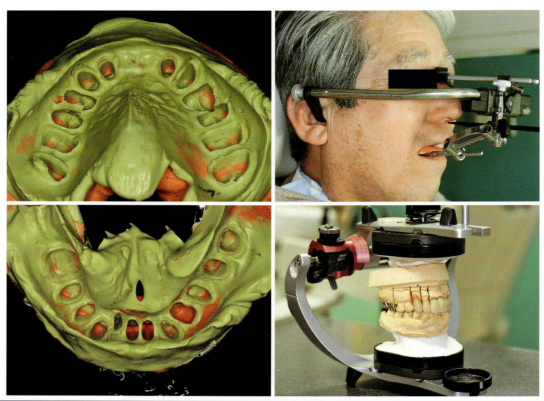

図22　印象採得と咬合採得
印象採得後フェイスボウトランスファーを用い，上顎模型を半調節咬合器に装着し補綴装置を製作した．

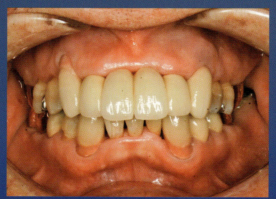

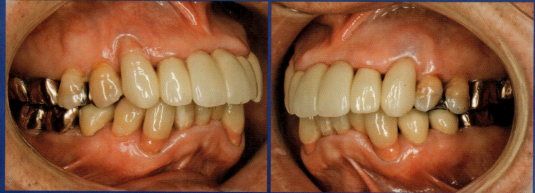

図23　補綴装置装着
7 6|遊離端欠損は転位歯を歯牙移植することで咬合支持を回復できた．また前歯のアンテリアガイダンスを回復することで，臼歯部のディスクルージョンを確立できた．

臨床編―⑥遊離端欠損を自家歯牙移植でどう攻める　139

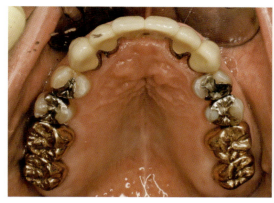
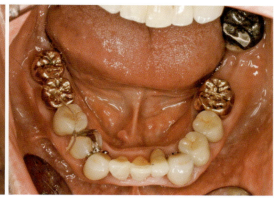

図24　咬合面観
7⎿6⎾が移植歯，⎿6は歯根分割歯で予後に不安があるため，⎿8は抜歯せずに残した．

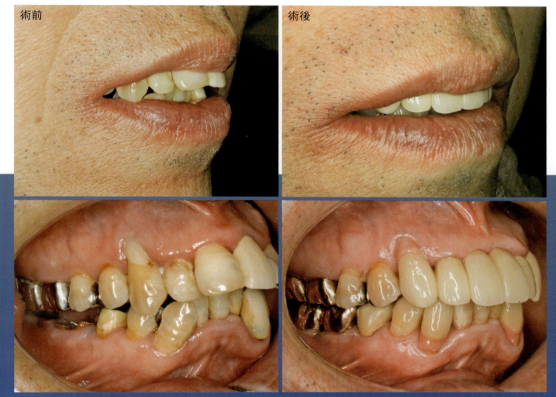

図25　術前・術後の比較
1⎿1 の抜歯により前突感は減少し，アンテリアガイダンスが回復した．

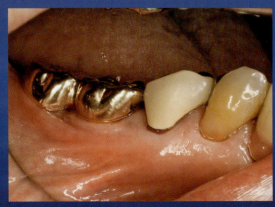
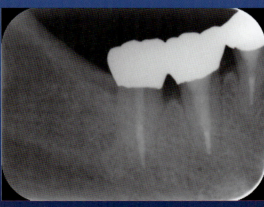

図26　メインテナンス時
患者は74歳．補綴後10年を経過した．

■ 本症例の考察

　7⏌6の遊離端欠損に対しては，インプラントを埋入することで確実な咬合支持を得ることができる．しかし，インプラント治療を希望しない場合，パーシャルデンチャーでの補綴では機能回復が難しく，違和感から使用しなくなることもある．今回，抜歯予定の転位歯が存在したため，その歯を歯牙移植し利用することで，咬合支持を回復することができた．

　本来はこのような少数歯遊離端欠損に対してはインプラント補綴がファーストチョイスであるが，抜歯予定歯があるのであれば移植して利用するのも，一手である．しかし，インプラントに比べた歯牙移植のデメリット（骨性癒着や外部吸収など）も，十分説明する必要がある．

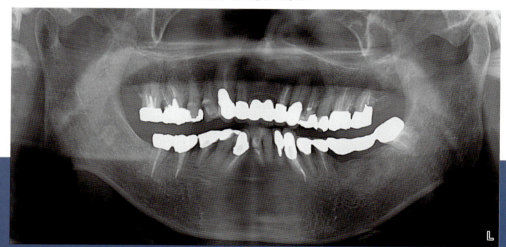

図27　メインテナンス時のパノラマエックス線写真（2016年9月）
補綴後11年経過時．6⏌は抜歯し左下はブリッジとなった．

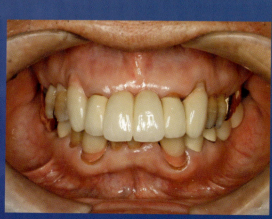

図28　メインテナンス（2016年10月）時の口腔内写真
患者は76歳となり，プラークコントロールも完璧ではないが，定期的にメインテナンスに通い今を維持している．

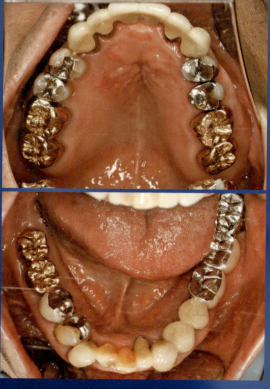

遊離端欠損を補綴しないという選択肢――SDA（短縮歯列）

SDAの利点，欠点には以下のような点があげられる．

利点）
- 侵襲が最小限である
- 可撤性義歯を入れなくて済む

欠点）
- 大臼歯部の咬合支持が得られない
- 大臼歯部の粘膜による代償性封鎖が起きてしまう（将来義歯を入れにくくなる）

患者が比較的高齢で，残存歯の状態（生活歯，支持組織など）がよければ，SDAの選択も十分許容できる．ただし大臼歯欠損を放置するデメリットである**表1**の点を十分に患者に説明し，同意のうえ行う必要がある．

表1　大臼歯欠損を補綴せずにSDAとする場合のデメリット

1. 残存歯，特に欠損に隣接する小臼歯部への負担過重に伴う歯の移動，歯質の咬耗，破折，補綴装置の破損や脱落，歯周疾患の増悪化
2. 欠損した大臼歯部の空隙を頬粘膜や舌が代償性封鎖することによる将来の補綴スペースの減少
3. 両側大臼歯部での安定した奥噛み習慣の減少による，前噛み習慣などの誘発とそれに伴う上顎前歯部の歯の移動，破折，補綴装置の破損や脱落
4. 咬合支持の減少による顎関節を含めた下顎位偏位の心配

■ 症例1　片側性の少数歯欠損への対応

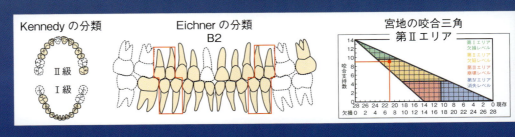

両側に遊離端欠損が存在し，小臼歯部での咬合支持が存在する症例では，5番まで咬合支持が得られていればSDAも考慮される．しかし高齢者で，かつインプラントや義歯の装着を許容できない患者に限られる．4番目での咬合支持しかないエクストラSDAに関しては，適用を回避する必要がある．

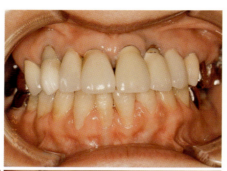
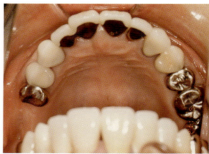
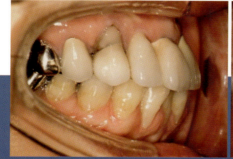
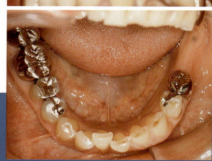

図1　初診時口腔内写真
症例：48歳女性．主訴：矯正科より依頼があり，矯正後に再補綴を希望．

図2　初診時咬合面観
上顎は右側が第二小臼歯まで，下顎は左側が第二小臼歯まで残存．

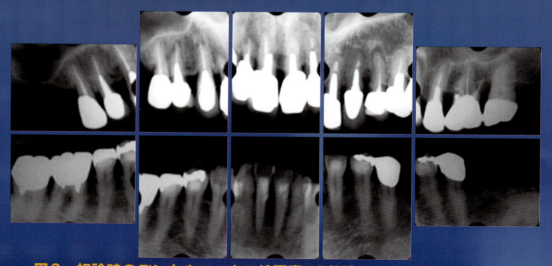

図3　初診時のデンタルエックス線写真10枚法
歯周疾患の問題はないが，上顎に失活歯が多い．大臼歯部の咬合が失われており，上顎前歯部への負荷が危惧される．

臨床編―⑦遊離端欠損を補綴しないという選択肢―SDA（短縮歯列） 143

補綴治療計画
プラン1．|6 7 固定式インプラント
プラン2．76|／|67 パーシャルデンチャー
プラン3．SDA（決定）

左下の欠損にはインプラントを勧めたが希望せず，義歯製作も希望しなかった．
残存歯の小臼歯までのショートデンタルアーチとした．

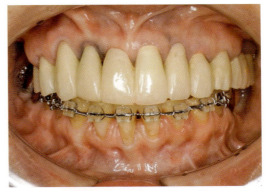
図4　上顎のテンポラリーブリッジ

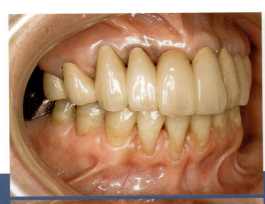
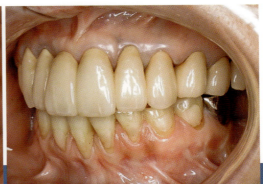
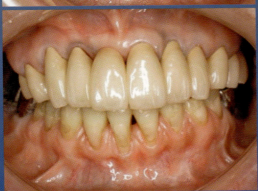
図5　上顎の補綴装置装着

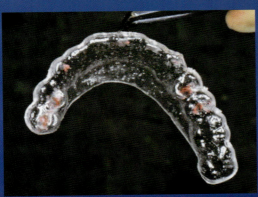
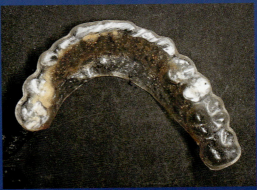
図6　使用したナイトガード
上顎はすべて失活歯で，歯質も多くはないため，歯根破折の防止のためナイトガードを装着した．
右はナイトガード使用3年6か月後．夜間のブラキシズムがある．

■ 本症例の考察

　SDAの研究で，無補綴を許容しているものは，左右対称の小臼歯まで残存している症例を対象としていることが多い．左右差があるケースでは，SDAではなく，大臼歯部の咬合を回復することが望ましい．本症例では上顎がすべて失活歯であり，残存歯質も多くはない．大臼歯部での咬合支持がなく，小臼歯には負担がかかりやすい．ナイトガードを必ず入れることを説明したうえで，補綴し現在まで維持している．今後もインプラントによる大臼歯部の咬合支持が追加できることが望ましい．

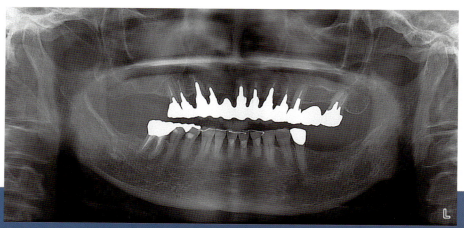

図7　補綴後12年のパノラマエックス線写真
時々欠損部のインプラント埋入をすすめるが希望しないため，SDAのままで経過した．

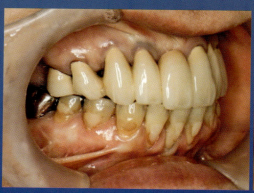
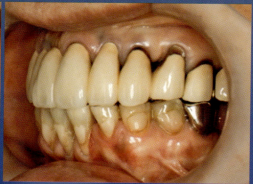
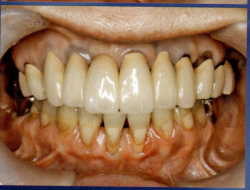

図8　メインテナンス時の口腔内写真（補綴後12年，63歳）
歯肉退縮はあるが小臼歯までの咬合で維持している．

臨床編―⑦遊離端欠損を補綴しないという選択肢―SDA（短縮歯列）

■ 症例2 エクストラSDAへの対応

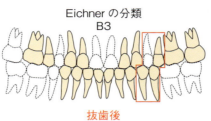
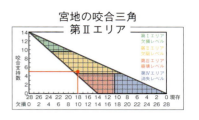

本症例では7̄6̄5̄|欠損，|6̄7̄ 欠損であった（**図9〜11**）．インプラント治療を望まず，パーシャルデンチャーを勧めるものも装着を拒否したため，エクストラSDAでの対応を行った．しかし患者には欠損補綴の必要性について時間をかけて説明し，13年後パーシャルデンチャーを装着することになった．

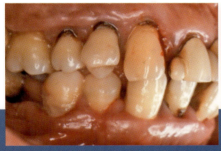
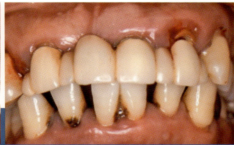
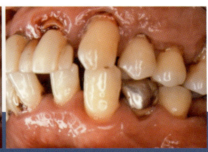

図9　初診時の口腔内写真
症例：52歳男性．主訴：歯肉の腫脹と歯の動揺．

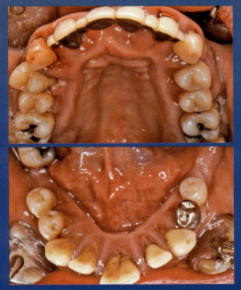

図10　初診時咬合面観
浮腫性の歯肉，歯の移動があり，咬合崩壊を起こしかけている．
過去にヘビースモーカー，初診時は禁煙．
全身疾患は特記事項なし．

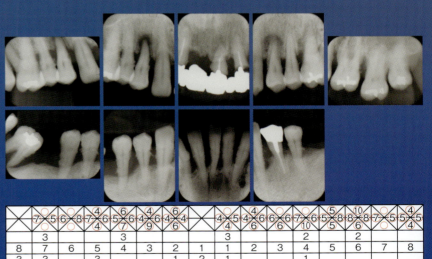

図11　デンタル10枚法とプロービング
重度の歯周疾患に罹患し深いポケット，分岐部病変があった．支持組織は少なく，7̄4̄|1̄4̄8̄ / 8̄7̄5̄| は抜歯と診断した．

> **補綴治療計画**
> プラン1. 上顎ブリッジ，下顎パーシャルデンチャー
> プラン2. 上顎ブリッジ，下顎固定式インプラント
> プラン3. 上顎ブリッジ，下顎SDA（決定）

歯周治療後，下顎が遊離端欠損となった．右下は $\overline{4|}$ までしかなく，補綴することを勧めたが，エキストラSDAで様子をみることになった．

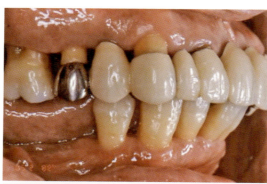
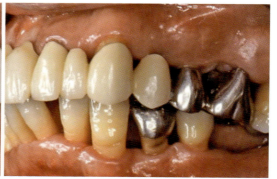
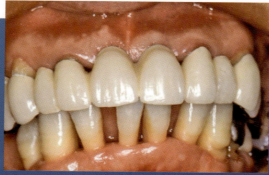

図12　初診から1年経過　上顎補綴後
上顎はブリッジにて補綴した．下顎遊離端欠損は無補綴のまま経過をみることになった．

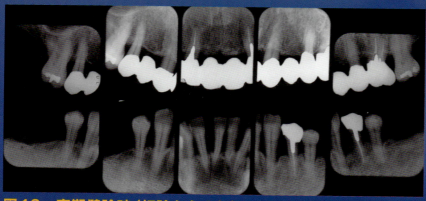
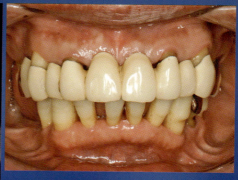

図13　定期健診時（初診から8年）
患者60歳．メインテナンスは3か月おきに継続し，来院時には下顎に義歯を作ることを勧めたが，希望しなかった．

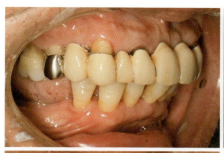
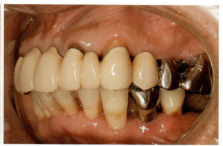
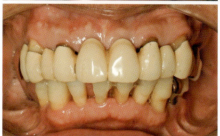

図14　定期健診時（初診から13年）

患者65歳．
食事中，咬合時に外傷により |1 を亜脱臼し動揺度3度となり来院した．固定したが，のちに抜歯となった．患者は噛む部位の少なさを自覚しており，パーシャルデンチャーの製作に同意した．

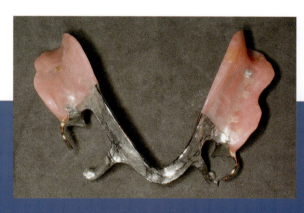

図15　製作したパーシャルデンチャー

13年間SDAにて経過をみたが，遊離端欠損に対し近心レストを設け，クラスプデンチャーを製作した．

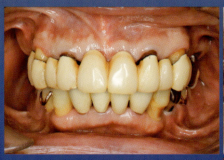
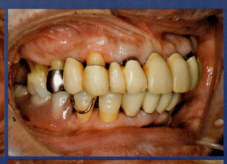
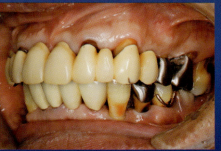

図16　定期健診時（初診から19年）

下顎のパーシャルデンチャーに慣れ，常時装着している．年齢も高くなると，精神的にも，口腔内の感覚的にも可撤式義歯を受け入れやすくなる．

■ 本症例の考察

　初診時は重度の歯周疾患に罹患し咬合支持が減少し，かつ残存歯の支持組織も減少している状態であった．本来は臼歯部咬合支持を増加させることを考えるが，患者はインプラントや義歯による補綴は希望しなかった．当面の間はSDAにて経過観察し，メインテナンスを繰り返すうちにパーシャルデンチャーでの補綴を受け入れるようになった．年齢を重ねることも義歯を許容しやすくなる要因である．

　SDAはベストではなく，大臼歯部を補綴する前の，経過観察期間と考えたほうがよい．補綴するタイミングを見はからうためにも定期的なメインテナンスが重要なことは明らかである．

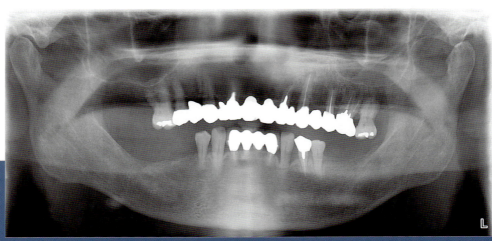

図17　メインテナンス時（初診から20年）
患者も72歳となった．外傷により 1̅ が1本失われているが，歯周疾患の進行は20年間くいとめられている．このような初診時重度歯周疾患症例で，SDAにて対応し長期安定を得るには，プラークコントロールが重要であり，そのためにはメインテナンスを続けることが必要なことがわかる．

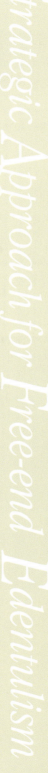

基礎編

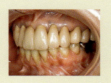

それは遊離端欠損なのか，
ショートデンタルアーチなのか
エビデンスから紐解く
遊離端欠損の捉え方

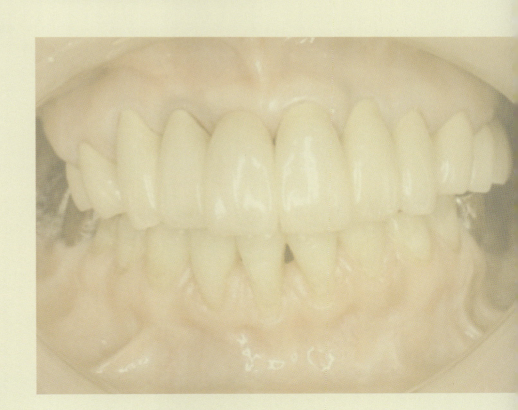

1 遊離端欠損を SDAとして捉える

1―はじめに

遊離端欠損に対する治療方法を大きく分けると，
①遊離端欠損と捉えずに，ショートデンタルアーチ（短縮歯列．以下，SDA）とする場合
②補綴治療を行う場合
　・固定式補綴を施す場合
　・可撤式補綴を施す場合

のように区分することができる．歯科医師は各パターンのメリット・デメリットを熟知し，患者の意向を十分に確認しながら治療計画を立案する必要がある．

本章では，SDAの文献的な考察をもとに考え方をまとめてみる．

2―SDAの特徴を把握する

SDAは，広義では「上下顎第二大臼歯まで（28歯）の完全歯列から一つでも遊離端欠損している歯列」，狭義では「上下第二小臼歯以下（20歯以下）の歯列」と定義され[1]，詳細は後述するが，最小限の介入で口腔機能が維持できる場合にこの歯列形態を「治療」のオプションとして選択する（図1）．特徴として，咬合の安定によって歯周組織も安定する快適で機能的な選択肢[2,3]とされている[4,5]．だが，SDAは適用する前に患者が審美面とコストに対してどういった考えをもっているか聴き取らなければならない．一般的に，多数歯欠損で咬合支持の回復が求められる症例において，審美的な関心が高くコスト面での制約が小さければブリッジも含む固定式補綴，逆に審美的な関心が低くコスト面での制約が大きいほど可撤式補綴を選択する場合が多い（図2）とされるが，審美的要求がそれほど高くなくコストに対する関心が強い，かつ

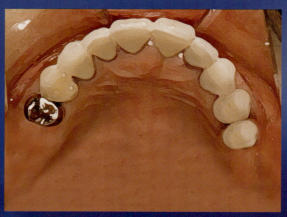 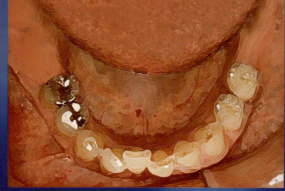

図1　SDAの口腔内のイメージ

最小限の介入となればSDAを選択することは有効な手段の一つと考えられる．

また，たとえば一般的に，臼歯部の咬合が失われ，前歯がフレアーアウトし隣在歯とのコンタクトが失われると予後不良に陥る傾向にある．しかし，安定した臼歯の咬合支持を有するSDAでは，統計的に完全歯列と比較して前歯にフレアーアウト等の影響を認めておらず，歯の移動は生体の許容範囲内である[6]（**図3**）．

★1 オクルーザルペア
（occlusal pair）
同名歯同士の接触．

若年者へのSDAの適用は，咬合支持数（オクルーザルペア[★1]）が少なくなるほど好ましい処置方針ではない．なぜなら，若年者で臼歯部を早期に失うということは口腔管理が不十分で，器質的に問題が生じている可能性もあるからである．さらに，臼歯部の咬合支持数が少なかったり，歯の喪失傾向が強い口腔内に対してSDAを選択してしまうと，顎の正中が偏位したり，臼歯の喪失を補おうと顎関節を支点に前歯が接

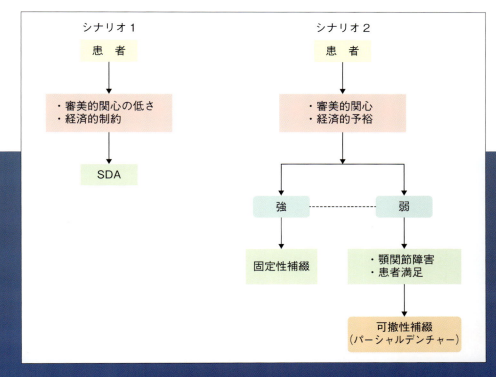

図2　患者ニーズと補綴治療の選択例

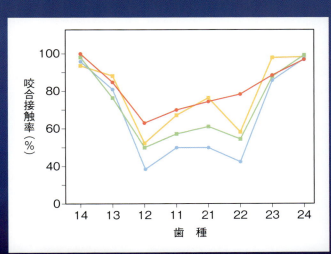

図3　4┼4 のオクルーザルコンタクト
（Witter, et al., 1987.[6]）
14 to 24. (■)：SDA＜40 years；(●)：SDA≧40 years；(■)：control＜40 years；(●)：control≧40 years.

触することで，上顎前歯における歯間空隙・切歯部コンタクト・オーバーバイト・オーバージェットのすべてが多くなりやすい[7]．40年以上の長期症例データからも明らかに前歯部の咬合接触が増加傾向にあるため（**図3，4**[6, 8]），若年者に対してSDAを適用することは避けるべきだろう．

骨格と筋肉の付着位置もSDAと関係しており，咬筋の付着角度が下顎枝下縁に対して鋭角であれば，SDAで処置しても前方に力が働き上顎前歯のフレアーアウトを引き起こす可能性が高い．より90度に近い鈍角であれば，臼歯部根尖に応力が集中し根管治療が施されている歯は負担荷重で破折リスクが上昇する[9]．

このように，SDAを施す際は，顎関節周辺の環境や，歯の移動・挺出，不十分な咀嚼能率などのリスク因子を考慮しなければならない[10, 11]．もしSDAをやみくもに適用した場合，短期的に口腔機能を維持できても，長期的には臼歯部の喪失を加速させてしまう場合[12]があるので注意が必要となる．

では，患者に安心して提供できるSDAのコンセプトとはどのようなものだろう．

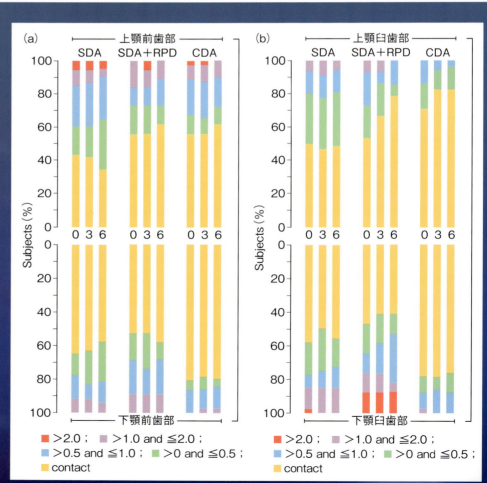

図4　前歯部と臼歯部の咬合接触の変化
（Witter, et al., 1994.[8]）

a：前歯部，b：臼歯部．
それぞれの歯群で上顎小臼歯を除き，SDAとパーシャルデンチャー（RPD）装着者で歯間離開の傾向に大きな差は認められないと考えられる．上顎前歯は，SDA・RPD装着者・完全歯列で歯間離開の程度に差を認めない．下顎前歯は，完全歯列において歯間離開しにくい傾向がある．小臼歯部において，完全歯列は，SDAやRPD装着者より空隙が少ない傾向にある．特に下顎小臼歯は完全歯列において歯間空隙が少ない場合が多い．しかし，上顎小臼歯はRPD装着者で歯間離開が少なくなっていく傾向にある．

3―SDAを適用するときの注意点

　重要なのは，SDAを適用した際に安定した咀嚼・咬合・嚥下が行えるということである．そのため，SDAには，前歯と臼歯の同側同名歯による10個の咬合支持（オクルーザルペア，p.151参照）確保が必要とされている[12,13]（図5）．ただし，単に咬合支持数が10個あればよいというわけではない．SDAは咬合支持数が天然歯列より少ないため，普段日常生活で起こるような噛みしめによって下顎に反時計まわりの回転（カウンタークロックワイズドローテーション，図6）と顎関節の前方偏位を発生させている可能性がある．また歯周病の併発や支持歯槽骨が脆弱な場合は，残存歯の離開と顎関節の後方変位が発生してしまう．よって，咬合の安定にはオクルーザルペアだけでなく臼歯部咬合支持も重要となってくる．

　筆者らはSDAで対応するにはオクルーザルユニット[★2]は5OU以上必要と考えている（大臼歯の咬合接触が最低一つ必要）．4OU以下だと咀嚼が遅くなり[12]，臼歯を失うにつれ嚥下するまでに必要な咀嚼回数・時間の増加，食塊の巨大化と嗜好品の軟食化が起こるようになる（表1）[15]．実際の調査でも，オクルーザルユニットの減少に反比例して食塊のサイズが大きくなり，食物を口腔内で混ぜ合わせる能力は比例し

★2　オクルーザユニット
（occlusal unit）
オクルーザルユニットとは，上下顎小臼歯同士の咬合を1単位（1OU），大臼歯同士を2単位（2OU）としたときの左右の単位の合計数をさす．

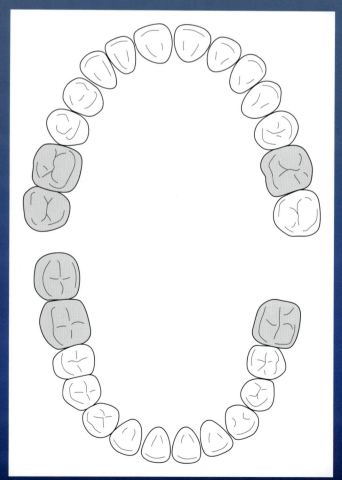

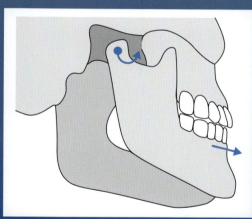

図6　カウンタークロックワイズドローテーション
（阿部，2013.[14]を参考に作成）

図5　オクルーザルペアで考えるSDA
SDAでは，オクルーザルペアが10個あることが条件となる．そのうえで大臼歯部での咬合があれば，より安定したSDAということができる．図は10個以上のオクルーザルペアと大臼歯部の咬合が維持されている．

て減少傾向にある（**図7**）[16]．オクルーザルユニットの減少は残存歯咬合面の摩耗量に影響し，長期的には顎関節の運動路の変化[17]につながってくると考えられる．これらのことをふまえ，SDAで快適に咀嚼するには，少なくとも臼歯部に5～7個の咬合支持数（オクルーザルペア）と大臼歯の存在が重要と考える（**図5**参照）．

また，臼歯の喪失は顎関節にリスク因子となることが示唆されているため，最初から顎関節に症状を訴える場合，SDAは避けたほうが無難である．ただし，臼歯部サポートの有無にかかわらず関節音や開口障害が発生しているとの報告や，臼歯のサポートがあっても40歳以上の年配者では摩耗が激しいとの報告もある[18]ことから，SDAとTMDの科学的な相関は明らかではない．

	SDA	CDA
嚥下までの咀嚼回数（回）	44.9±6.2	26.5±3.0
嚥下までの時間（秒）	30.0±4.2	19.1±2.1
咀嚼頻度（回/分）	91.9±3.0	84.6±3.5

表1　SDAと完全歯列の嚥下反射惹起に及ぼす影響（Kreulen, et al., 2012. [15]）

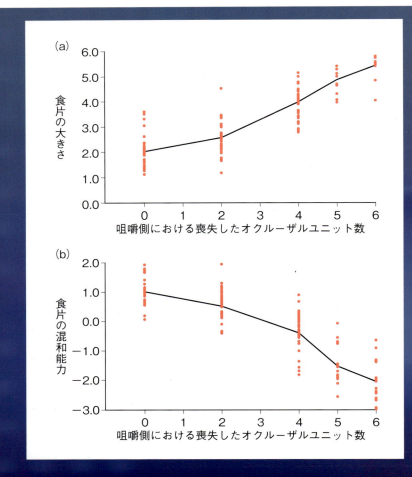

図7　オクルーザルユニット数と食塊形成能力
（Fueki, et al., 2011. [16]）

4 ― SDAをどう捉えるか
～SDAが十分に機能するための要件とは？～

　遊離端欠損では，臼歯の喪失具合，歯列は口腔機能や口腔衛生に影響しない範囲できれいに並んでいるのか，上下の残存歯の咬合接触はどういう状態なのか等，それら複雑な条件が絡み合うため，一律に対応するのは困難である．

　一方で，遊離端欠損は見方を変えればSDAとも解釈でき，特別介入しなくても機能が保たれ，咬合崩壊を起こしにくい場合もある．

　逆に，遊離端欠損もしくはSDAの口腔機能は，以下のような状態に陥ると悪化しやすい．

①遊離端欠損およびSDAにおいて後方の過重負担により臼歯が動揺する（**図8**）
②前歯の咬合支持負担の増加で前歯部歯間離開（**図9**）
③水平被蓋，垂直被蓋の変化による顎間関係の悪化（**図10**）
④咬合面摩耗による咬合高径の低下（**図11**）
⑤臼歯の咬合支持の喪失（**図11**）

　これらの要因が存在する場合，SDAとして機能するのは困難である．

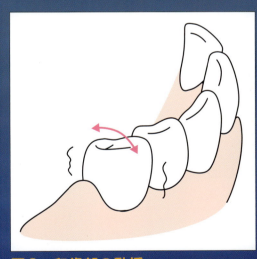

図8　臼歯部の動揺

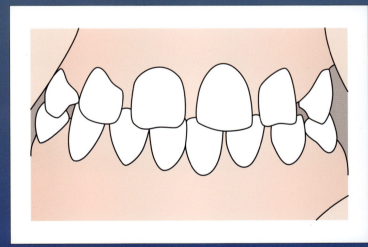

図9　前歯部離開

また，対合歯を失った臼歯は喪失したスペースを埋めようと生理的に移動する．対合歯のない歯の移動形態は大きく三つ（挺出，回転，傾斜）あり，それぞれ生体の生理反応だが，これら垂直的水平的咬合平面の乱れは，結果として咬合崩壊の1因子となる可能性がある[19]．

このように，SDAといってもすべてが介入なしに成り立つわけではない．ある一定の要件を満たしてこそSDAが機能する．そのためSDAで口腔機能が維持できるのか否か，術者の判断力と技量が問われる．100％満足とまではいかなくても，機能的に患者と術者が納得できる口腔環境を達成するための条件について，次項にあげる．

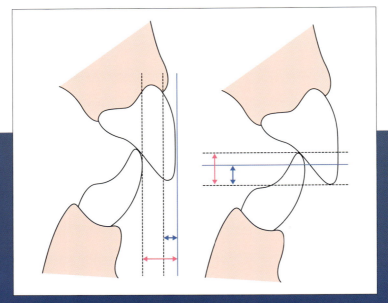

図10　水平被蓋，垂直被蓋の変化
青：通常のオーバージェット，オーバーバイト

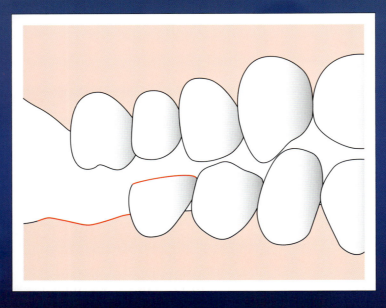

図11　咬合面摩耗による咬合高径の低下ならびに臼歯の咬合支持の喪失

基礎編―①遊離端欠損をSDAとして捉える 157

5 ― SDAが許容できる口腔機能の要件（図12）

1 臼歯部に5以上のオクルーザルユニットがあること

咬合に参加する上下の臼歯のペアから導き出される，オクルーザルユニット数（最大12点）と口腔機能は相関関係にあるとされる[20]．

ある報告では，両側臼歯部での奥噛み習慣を有し，臼歯に3～5のオクルーザルユニットがあれば，咀嚼や顎関節の機能面，歯周組織のサポートや口腔内の快適性など，口腔機能が維持できるとされている[21, 22]．また，第一大臼歯の有無が，SDAの機能維持に不可欠[23]とされるため，第一大臼歯を含めた咬合接触の維持は患者満足度の点からも重要な要素となる（図13，表3）．

2 残存歯数が20本以上あること

各顎に10本ずつ，計20本の残存歯があれば十分な口腔機能が維持されると考えられている[12, 24-31]．

残存歯数と咬合接触点の関係を表現している宮地の咬合三角でも，上記条件を踏まえると必然的にリスクエリアに陥らない[32]．しかし，20本歯を有していても両側臼

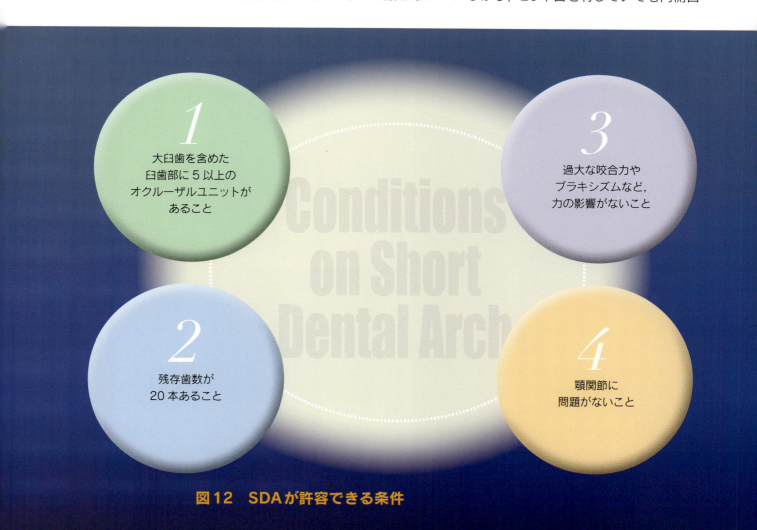

図12　SDAが許容できる条件

1 大臼歯を含めた臼歯部に5以上のオクルーザルユニットがあること

2 残存歯数が20本あること

3 過大な咬合力やブラキシズムなど，力の影響がないこと

4 顎関節に問題がないこと

歯部遊離端ではSDAの維持要件①を満たさない場合がある．つまり，SDAの維持要件は単独では成り立たず，患者個々の口腔内を総合的に判断する必要がある．

3 過大な咬合力やブラキシズムなど力の影響が少ないこと

　咀嚼時の咬合力は，平均約63kgかかるとされているが，咬合力を最も負担する第一大臼歯には約40〜70kgかかるとされている[33-35]．そのため，大臼歯を喪失したケースでは，残存歯に負担過重を起こしており，SDAを計画しても長期的には悪影響がでる可能性がある．よって，SDAにおける臼歯では，特に負担過重に伴う歯の喪失に注意を払う．

　破折は，歯の喪失原因のなかで高い割合を占める（**図14**）[36]．破折の頻度は第一大臼歯で最も多く，男性＞女性であり，生活歯でも起き，その79%は正常歯列・硬い歯槽骨を有する者・激しい咬耗・大臼歯近心根や上顎小臼歯などの近遠心幅径の狭い歯などで起こりやすいとされる．また破折線の形態はさまざまあり，破折線の明確な確認は困難，これを予測することも困難である．よって，ブラキシズムを有する患者や，失活歯で歯質が脆弱でかつメタルコアが装着されている歯を多数有する場合はSDAを適用せずに，咬合支持を補綴処的処置にて可能な限り増やす方針を選択したほうが賢明である．

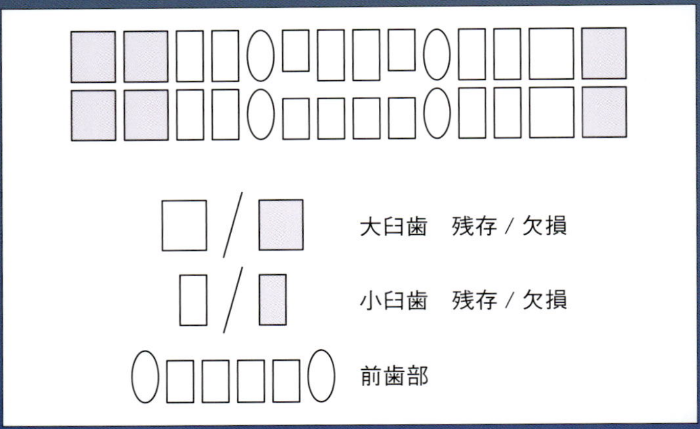

図13　安定的なSDAの例
(Montero, 2009.[20])

表3　患者満足度の比較 (Montero, 2009.[20])
完全歯列と不完全歯列を比較すると，大臼歯が存在しないと口腔内トラブルも長期的に現れ，また満足度も低い傾向にある．

	CDA	IDA	SDA
不満足	7.7	11.7	20.4
普通	7.7	15	18.4
満足	84.7	73.3	61.2

CDA：完全歯列，IDA：中間欠損歯列，SDA：短縮歯列（単位：%）

4 顎関節に問題がないこと

　SDAと顎関節は，力学的に相関関係があるとされている．臼歯の咬合支持減少は咬合接触点を前方に移動させ，残存小臼歯の歯根膜表面にかかる負担を増加させる．逆に，咀嚼筋の活性は減少，顎関節への負荷は軽くなる傾向にある[31]．一見，顎関節症（以下TMD）にならなそうだが，遊離端欠損により臼歯の支持が減少すると関節音や痛みが強くなる[10]ことがある．特に片側遊離端で加齢に伴う歯の摩耗が増加している人はTMDが発生しやすいとされている．

　もっとも，遊離端欠損に陥っても，関節痛や関節雑音，最大開口量，下顎位に差を認めない[38]場合や，大臼歯を失っても（顎関節の動きは遅く関節の移動量は小さくなり，前歯部のアンテリアガイダンスにおけるクロージングアングルは急になる），関節がそれに順応し，咀嚼機能が維持する場合もある[2,39,40]．

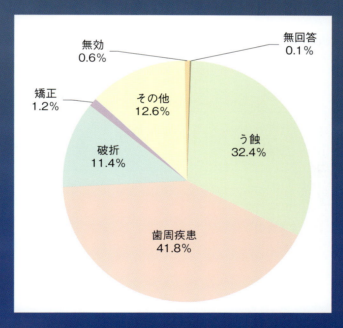

図14　日本人の歯を失う原因（8020推進財団，2005.[36]）

2 遊離端欠損を「欠損」として捉え補綴治療を行う

前項で遊離端欠損を補綴せずに口腔機能を維持することができる要件について示した．ここからは，欠損が拡大し加療しなければならないケースについて検討する．

1 ― 学術的な処置の優先順位

SDAがタイプIからIII（＝エクストリームSDA）（**図15**）へ移行していくと，補綴の選択肢もSDA→固定式→可撤式へと変化していく傾向[41)]にあり，同時に咀嚼障害の増加も予測される．

国際的な補綴の専門誌，The International Journal of Prosthodontics[42)]では，

- SDAはパーシャルデンチャーをしないために適用される
- パーシャルデンチャーは特に口腔衛生が悪い場合う蝕と歯周疾患のリスクを上昇させてしまう
- 口腔の健康を維持するために支台歯の装着には疑問が残る
- インプラント関連の補綴が現実的でないときにパーシャルデンチャーは有効

分類	欠損パターン	オクルーザルユニットの喪失	欠損の例
タイプI	第二大臼歯は1本ないし2本の喪失 第一大臼歯は両側に残存	2, 4	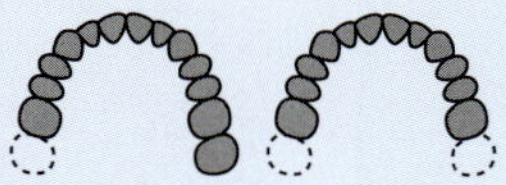
タイプII	第一，第二大臼歯が片側ないしは両側で喪失 第一，第二小臼歯は両側に残存	4, 6, 8	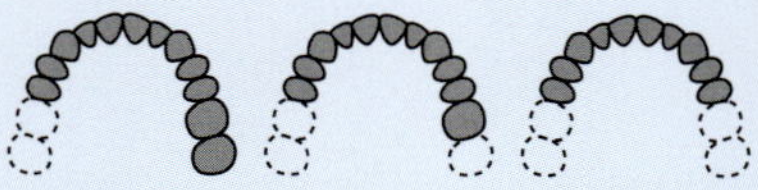
タイプIII	第一，第二大臼歯は片側ないし両側で喪失 第一，第二小臼歯も1本以上喪失	5～12	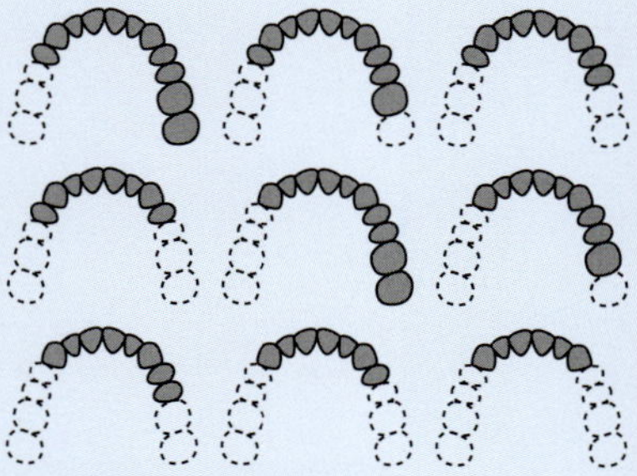

図15 短縮歯列の分類（Fueki, et al., 2011.[41)]を改変）

と記載がある.

またClinical Oral Investigationsの27～35年のレビュー[43]には,小臼歯を喪失した遊離端欠損においてパーシャルデンチャーは推奨できず固定性が好ましいと記載がある.

しかし,実際の臨床では,患者の求める要件や,年齢,全身疾患の有無も考慮しなければならない.

患者個々の特徴(審美性に対する要求・快適性に対する要求・社会的背景・生活習慣・ブラキシズム・コスト等)・解剖学的制約・補綴装置の特徴について患者とよく話し合って処置を決めていく.

2―遊離端欠損にどのような補綴装置を適用するべきか

欠損補綴を行う場合は処置前に治療計画立案の参考として
- 現状の原因解明
- 患者の好みや既往歴
- 顎顔面領域における解剖学的ランドマーク
- 補綴的要件

等について検討を行い,可撤式にするか固定式にするか,IARPDのようなハイブリッドにするか事前診査をする必要がある.

1 解剖学的要件・患者に合った適切な補綴選択

エクストリームSDA(p.160参照)は要補綴[7]であり,何らかの補綴処置は必須となる.さらに,大きな下顎骨の吸収が認められるようなケースでは,義歯の選択が迫られるが,残存歯と下顎骨にかかる力学的負担が大きく,二次的な骨吸収が発生してしまう.それを防ぐ旧来の手段は,義歯人工歯の咬合接触歯数を減少させることと,床下粘膜組織負担軽減のための床拡大だった.しかし,近年インプラントの支持・維持を組み込んだIFDPやIARPD(図16)が普及しだしている.これらインプラントの存在は,皮質骨にかかる負担を軽減させ顎関節に安定をもたらすだけでなく,審美性,安定した咬合の付与,費用対効果の面で貢献してくれる[22].

※IFDP
Implant Fixed Dental Prosthodontics. 通常のインプラント支台の固定式補綴のこと.

2 咀 嚼

咀嚼は,現存歯数(20本以上が理想[22])か咬合支持数およびその両方が影響している.それによって最大咬合力の大きさも決定される.20本以上の残存歯を認める場合は咀嚼能力に影響は少なく[2,39,40],5以上のオクルーザルユニットがあり,大臼歯同士の咬合支持が最低一つあれば,遊離端欠損にパーシャルデンチャーを装着しても咀嚼能力に大きな改善は認めない場合もある[44].

パーシャルデンチャーで咀嚼能力に大きな改善を認めない場合でも,最大咬合力は回復するが[45],ときには患者がパーシャルデンチャー装着で不快感を示すことがあるので術後の観察は重要となる.

しかし,咀嚼に最も重要なのは咬合と,それを維持させる補綴設計であり,固定か

可撤かの選択は症例に応じて術者が判断するべきである．

3 咬合

　咬合力は，咀嚼能力と相互に影響し合う関係にある[46]．そして，咬合力は臼歯部のサポートがなくなるにつれて低くなっていく[47]．

　まず，遊離端欠損の臼歯部の咬合支持を可撤性で回復しても，長期的には前歯部歯間離開等の咬合の変化は抑えにくく，若年者に長期間SDAを適用すると咬合崩壊のリスクが高くなる傾向にあるので，極力SDAは避け完全歯列に近づくようインプラントを含めた補綴処置を施すべきである[3, 8, 48]．

　高齢者遊離端欠損の場合は，十分な経過観察が必要となる．歯の喪失と咬合の不安定により咬合崩壊の傾向があれば，補綴介入し臼歯のサポートを回復させたほうがよい[43]．だが，高齢者の臼歯回復への要求は比較的低く，処置に対する満足度は過去にされてきた治療内容に左右される傾向にあること[44]も知っておかなければならない．

　また，固定式と可撤式を比較すると可撤性のほうが咬合の安定性低下と人工歯の摩耗等を認めるため，可撤式は固定式より緻密な咬合のメインテナンスが必要である[41]．

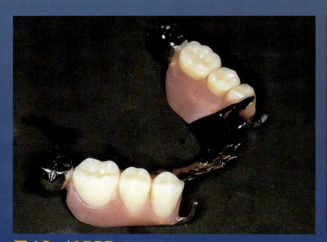
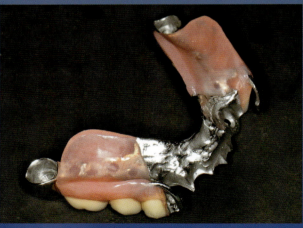

図16　IARPD　写真提供：亀田行雄先生

4 快適性および患者満足度

可撤式と固定式（延長ブリッジも含む）では，通常の片側遊離端欠損で1～2歯欠損であれば，解剖学的制約さえなければ固定性のほうが可撤式より有利であるという報告がみられるが[47, 49, 50]，両者に差は認めない[4, 51, 52]という報告もあるため，個々の患者背景を事前に十分聴取する必要がある．

5 リコールとメインテナンス

下顎の遊離端欠損に対する延長ブリッジは，可撤式と比較してメインテナンスの頻度が少なく総合的にコストも安く済むというメリットがある[51, 53]反面，トラブルが起きたときは再製になる可能性が高い．

可撤式のリカバリーには，支台歯におけるう蝕や根尖病変などのバイオロジカルなトラブルだけでなく，クラスプやフレームワークの新製，レジン床のリライン・リベース，義歯そのものの新製など機械的なトラブルに対応できる技術が要求されることが多い[41]．また使用期間が長くなると中程度から重度のリカバリーが多くなる傾向にあり[41]，長期的にはメインテナンスの来院回数は多くなる[51]．

また，各々の処置を選択したとしても，ブラキシズムを有する患者で咬合面の摩耗の強い歯を守るには限界がある[44]．よって，事前に患者に対するリスクを十分に説明する必要がある．

そして，処置後時間が経過していくほど咬合力や上下顎のコンタクトエリア，唾液分泌量，咀嚼能力等に変化が認められるようになるので，その都度の的確なメインテナンスが重要になる．

6 ハイジーン（衛生面）

衛生面に注目したときに，可撤式より固定式が優位であるという報告は多く認められる[4, 51, 54]．固定式と可撤式とで比較すると，可撤式のほうが清掃性に優れていそうなイメージだが，実際はプラークインデックス（以下PI），ジンジバルインデックス（以下GI）ともに固定式＜可撤式と報告されている[54, 55]．

CFDPと比較しても可撤式のほうがう蝕の発生率が高く[50, 54, 56]，カリエスリスクも高い（固定式＜可撤式[51]）．よって口腔衛生面で固定式のほうが予後はよいと考えられる[4, 51, 54-57]．

臨床の現場で，残存歯にさまざまなマイナスな条件が存在していたり，解剖学的要件，患者の要望等で，可撤式の補綴を行った場合は，残存歯の維持と良好なハイジーンを保てるかが可撤式補綴を長期的に保たせる重要な因子であると，事前に患者に十分伝えなければならない．

7 顎関節症（TMD）

TMDに関する意見は分かれており，一貫していない．しかし，エクストリームSDAの場合，補綴装置による臼歯部のサポートは，安定した咬合支持を確立させTMJのリモデリングとTMJの負担軽減につながるとされている[58]．

よって，臼歯部の喪失は必ずしもTMDを引き起こすわけではないが，歯の喪失と年齢の増加で顎関節が変化すること，臼歯を喪失すると関節円板の位置がイレギュラーな位置に変位する傾向にあること[10]，臼歯を喪失すると関節の症状は徐々に悪化する可能性があること[59]は知っておいたほうがよい．

8 生存率，成功率

完全歯列（CDA）と比較すると，遊離端欠損は歯の喪失リスク，治療後の補綴介入リスクが上昇するので[60,61]，口腔ケア，咬合支持（オクルーザルユニット）の回復，口腔機能改善が重要となる．

なお，可撤式補綴とインプラントを用いた固定式補綴（IFDP）を比較すると，残存歯数はIFDPのほうが多く，生存率も固定式で有利[62]といわれている．一方で，可撤式か固定式かで歯の生存率に差はない[51,63]とする報告もある．ただし歯の喪失率では，固定式が低い傾向にある[55,61]．

> **メモ**
> 完全歯列よりSDAのほうが喪失リスクは高い．一方，SDAとパーシャルデンチャーでは喪失リスクは変わらない．これはパーシャルデンチャーだと支台歯に負荷がかかるためである．

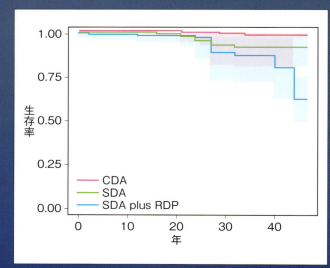

図17 前歯部の累積残存歯率（Gerritsen, et al., 2013.[60]）
それぞれの歯列形態を長期的に追跡し，残存歯率の変化を追ったグラフ．色の領域は95%信頼区間．

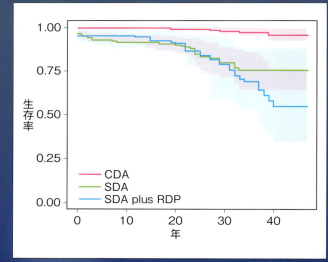

図18 臼歯部の累積残存歯率（Gerritsen, et al., 2013.[60]）
それぞれの歯列形態を長期的に追跡し，残存歯率の変化を追ったグラフ．色の領域は95%信頼区間．

E 臨床編—文献

1) 日本補綴歯科学会編：歯科補綴学専門用語集．第4版，医歯薬出版，東京，2015.

2) Wolfart S, Müller F, Gerß J, et al.：The randomized shortened dental arch study：oral health-related quality of life. Clin Oral Investig, 18(2)：525-533, 2014.

3) Kennedy E：Partial denture construction. Dent Items Interest, 47：23-35, 1925.

4) Eichner K：Uber eine Gruppeneinteilung der Luckengebisse fur die prothetik. Etsch Zahnarzt Z, 10：1831-1836, 1955.

5) 宮地健夫：欠損歯列の臨床評価と処置方針．医歯薬出版，東京，pp. 38-44, 1998.

6) Walter MH, Hannak W, Kern M, et al.：The randomized shortened dental arch study：tooth loss over five years. Clin Oral Investig, 17(3)：877-886, 2013.

7) Petridis H, Hempton TJ：Periodontal considerations in removable partial denture treatment：a review of the literature. Int J Prosthodont, 14：164-172, 2001.

8) 渡邉正宜，八子誠一郎，白石大典：義歯の動きの最小化．補綴臨床別冊／基本クラスプデンチャーの設計，pp.46-51, 2002.

9) Kratochvil FJ, Caputo AA：Photoelastic analysis of pressure on teeth and bone supporting removable partial dentures. J Prosthet Dent, 32(1)：52-61, 1974.

10) Stern MA, Brudvik JS, Frank RP：Clinical evaluation of removable partial denture rest seat adaptation. J Prosthet Dent, 53(5)：658-662, 1985.

11) Akaltan F, Kaynak D：An evaluation of the effects of two distal extension removable partial denture designs on tooth stabilization and periodontal health. J Oral Rehabil, 32(11)：823-829, 2005.

12) Naim RI：The problem of free-end dentures bases. J Proshet Dent, 16：522-532, 1966.

13) Schwalm CA, Smith DE, Erickson JD：A clinical study of patients 1 to 2 years after placement of removable partial dentures. Prosthet Dent, 38(4)：380-391, 1977.

14) Kratochvil FJ, Davidson PN, Guijt J：Five-year survey of treatment with removable partial dentures Part I. J Prosthet Dent, 48(3)：237-244, 1982.

15) Chandler JA, Brudvik JS：Clinical evaluation of patients eight to nine years after placement of removable partial dentures. J Prosthet Dent, 51(6)：736-743, 1984.

16) Frank RP, Brudvik JS, Noonan CJ：Clinical outcome of the altered cast impression procedure compared with use of a one-piece cast. J Prosthet Dent, 91(5)：468-476, 2004.

17) Frechette AR：The influences of partial denture design on distribution of force to abutment teeth. J Prosthet Dent, 85(6)：527-539, 2001.

18) Berg E：Periodontal problems associated with use of distal extension removable partial dentures-a matter of construction?. J Oral Rehabil, 12(5)：369-379, 1985.

19) Wright PS, Hellyer PH, Beighton D, et al.：Relationship of removable partial denture use to root caries in an older population. Int J Prosthodont, 5(1)：39-46, 1992.

20) Bergman B：Periodontal reactions related to removable partial dentures：a literature review. J Prosthet Dent, 58(4)：454-458, 1987.

21) Rosenoer LM, Sheiham A：Dental impacts on daily life and satisfaction with teeth in relation to dental status in adults. J Oral Rehabil, 22(7)：469-480, 1995.

22) Vermeulen AH, Keltjens HM, van't Hof MA, et al.：Ten-year evaluation of removable partial dentures：survival rates based on retreatment, not wearing and replacement. J Prosthet Dent, 76(3)：267-272, 1996.

23) Vanzeveren C, D'Hoore W, Bercy P：Influence of removable partial denture on periodontal indices and microbiological status. J Oral Rehabil, 29(3)：232-239, 2002.

24) Wöstmann B, Budtz-Jørgensen E, Jepson N, et al.：Indications for removable partial dentures：a literature review. Int J Prosthodont, 18(2)：139-145, 2005.

25) Jepson NJ, Moynihan PJ, Kelly PJ, et al.：Caries incidence following restoration of shortened lower dental arches in a randomized controlled trial. Br Dent J, 191(3)：140-144, 2001.

26) do Amaral BA, Barreto AO, Gomes Seabra E, et al.：A clinical follow-up study of the periodontal conditions of RPD abutment and non-abutment teeth. J Oral Rehabil, 37(7)：545-552, 2010.

27) Kamberos S, Kolokoudias M, Stavrou E, et al.：Frequency and causes of extraction of permanent teeth. 2. Ten-year (1978-1987) clinicostatistical investigation. Odontostomatol Proodos, 44(5)：339-349, 1990.

28) Aoyama H, Masui M, Morita M, et al.：Reasons for permanent tooth extractions in Japan. J Epidemiol, 16(5)：214-219, 2006.

29) Witter DJ, de Haan AF, Käyser AF, et al.：A 6-year follow-up study of oral function in shortened dental arches. Part I：Occlusal stability. J Oral Rehabil, 21(2)：113-125, 1994.

30) Owall B, Jönsson L：Precision attachment-retained removable partial dentures. Part 3. General practitioner results up to 2 years. Int J Prosthodont, 11(6)：574-579, 1998.

31) Rissin L, Feldman RS, Kapur KK, et al.：Six-year report of the periodontal health of fixed and removable partial denture abutment teeth. J Prosthet Dent, 54(4)：461-467, 1985.

32) Ettinger RL, Qian F：Abutment tooth loss in patients with overdentures. J Am Dent Assoc, 135(6)：739-746, 2004.

33) Cabanilla LL, Neely AL, Hernandez F：The relationship between periodontal diagnosis and prognosis and the survival of prosthodontic abutments：a retrospective study. Quintessence, 40(10)：821-831, 2009.

34) Carnevale G, Cairo F, Tonetti MS：Long-term effects of supportive therapy in periodontal patients treated with fibre retention osseous resective surgery. I：recurrence of pockets, bleeding on probing and tooth loss. J Clin Periodontol, 34(4)：334-341, 2007.

35) Preshaw PM, Walls AW, Jakubovics NS, et al.：Association of removable partial denture use with oral and systemic health. J Dent, 39(11)：711-719, 2011.

36) Walter MH, Hannak W, Kern M, et al.：The randomized shortened dental arch study：tooth loss over five years. Clin Oral Investig, 17(3)：877-886, 2013.

37) 亀田行雄：総義歯とRPD，IODにおける床縁形態の設定法．DENTAL DIAMOND, 611(1)：72-78, 2017.

38) Fueki K, Ohkubo C, Yatabe M, et al.：Clinical application of removable partial dentures using thermoplastic resin-part I：definition and indication of non-metal clasp dentures. J Prosthodont Res, 58(1)：3-10, 2014.

39) Fueki K, et al.：Clinical Application of Removable Partial Dentures Using Thermoplastic Resin. Part II：Material Properties and Clinical Features of Non-Metal Clasp Dentures. J Prosthodont Res, 58(2)：71-84, 2014.

40) De Backer H, Van Maele G, De Moor N, et al.：Survival of complete crowns and periodontal health：18-year retrospective study. Int J Prosthodont, 20(2)：151-158, 2007.

41) Brägger U, Aeschlimann S, Bürgin W, et al.：Biological and technical complications and failures with fixed partial dentures (FPD) on implants and teeth after four to five years of function. Clin Oral Implants Res, 12(1)：26-34, 2001.

42) Randow K, Glantz PO：On cantilever loading of vital and non-vital teeth. An experimental clinical study. Acta Odontol Scand, 44(5)：271-277, 1986.

43) 亀田行雄：インプラントパーシャルデンチャー（IARPD）とは．インプラントパーシャルデンチャーの製作技法．IARPDの臨床，デンタルダ

イヤモンド社，東京，pp.8-26，112-139，2015.

44) 亀田行雄：すれ違い咬合直前症例での上下顎IARPD．補綴臨床別冊／知っておくべきインプラントオーバーデンチャー，医歯薬出版，東京，pp.46-49，2016.

45) Cunha LD, Pellizzer EP, Verri FR, et al.：Evaluation of the influence of location of osseointegrated implants associated with mandibular removable partial dentures. Implant Dent, 17(3)：278-287, 2008.

46) Herman WW, Konzelman JL, Sutley SH：Current Current perspectives on dental patients receiving coumarin anticoagulant therapy. J Am Dent Assoc, 128(3)：327-335, 1997.

47) Shahmiri RA, Atieh MA：Mandibular Kennedy Class I implant-tooth-borne removable partial denture：a systematic review. J Oral Rehabil, 37(3)：225-234, 2010.

48) James SB：Advanced Removable Partial Dentures. Quintessens Publishing, Chicago, pp. 153-159, 1999.

49) Shahmiri RA, Atieh MA：Mandibular Kennedy Class I implant-tooth-borne removable partial denture：a systematic review. J Oral Rehabil, 37(3)：225-234, 2010.

50) de Freitas RF, de Carvalho Dias K, da Fonte Porto Carreiro A：Mandibular implant-supported removable partial denture with distal extension：a systematic review. J Oral Rehabil, 39(10)：791-798, 2012.

51) Keltjens HM, Kayser AF, Hertel R, et al.：Distal extension removable partial dentures supported by implants and residual teeth：considerations and case reports. Int J Oral Maxillofac Implants, 8(2)：208-213, 1993.

52) Mitrani R, Brudvik JS, Phillips KM：Posterior implants for distal extension removable prostheses：a retrospective study. Int J Periodont Rest Dent, 23(4)：353-359, 2003.

53) Mijiritsky E, Karas S：Removable partial denture design involving teeth and implants as an alternative to unsuccessful fixed implant therapy：a case report. Implant Dent, 13(3)：218-222, 2004.

54) Mijiritsky El, Ormianer Z, Klinger A, et al.：Use of dental implants to improve unfavorable removable partial denture design. Compend Contin Educ Dent, 26(10)：744-746, 2005.

55) Grossmann Y, Nissan J, Levin L：Clinical effectiveness of implant-supported removable partial dentures：a review of the literature and retrospective case evaluation. J Oral Maxillofac Surg, 67(9)：1941-1946, 2009.

56) Cunha LD, Pellizzer EP, Verri FR：Evaluation of the influence of location of osseointegrated implants associated with mandibular removable partial dentures. Implant Dent, 17(3)：278-287, 2008.

57) Ohkubo C, Kobayashi M, Suzuki Y, et al.：Effect of implant support on distal-extension removable partial dentures：in vivo assessment. Int J Oral Maxillofac Implants, 23(6)：1095-1101, 2008.

58) Maeda Y, Sogo M, Tsutsumi S：Efficacy of a posterior implant support for extra shortened dental arches：a biomechanical model analysis. J Oral Rehabil, 32(9)：656-660, 2005.

59) Chikunov I, Doan P, Vahidi F：Implant-retained partial overdenture with resilient attachments. J Prosthodont, 17(2)：141-148, 2008.

60) Mijiritsky E：Implants in conjunction with removable partial dentures：a literature review. Implant Dent, 16(2)：146-154, 2007.

61) Becker W, Becker BE, Alsuwyed A, et al.：Long-term evaluation of 282 implants in maxillary and mandibular molar positions：a prospective study. J Periodontol, 70(8)：896-901, 1999.

62) Parein AM, Eckert SE, Wollan PC, Keller EE：Implant reconstruction in the posterior mandible：a long-term retrospective study. J Prosthet Dent, 78(1)：34-42, 1997.

63) Kanno T, Carlsson GE：A review of the shortened dental arch concept focusing on the work by the Käyser/Nijmegen group. J Oral Rehabil, 33(11)：850-862, 2006.

64) Armellini D, von Fraunhofer JA：Shortened dental arch a review of literature. J Prosthodont Dent, 92：531-535, 2004.

65) Schneider AL, Kurtzman GM：Bar overdentures utilizing the Locator attachment. Gen Dent, 49(2)：210-214, 2001.

66) Rodeny DP, David RC, Charles FD：Stewart's Clinical Removable Partial Prosthodontics, 4th ed, Quintessence Publishing, 2008.

67) Kelly E：Changes caused by a mandibular removable partial denture opposing a maxillary complete denture. J Prosthet Dent, 27(2)：140-150, 1972.

68) 日塔睦雄：上，下顎Single Denture装着者の咀嚼運動の調節機序に関する筋電図的研究．日補綴誌，36(2)：404-418，1992.

基礎編―文献

1) 日本補綴歯科学会編：歯科補綴学専門用語集．第4版，医歯薬出版，東京，2015.

2) Witter DJ, Cramwinckel AB, van Rossum GM, et al.：Shortened dental arches and masticatory ability. J Dent, 18：185-189, 1990.

3) Witter DJ, van Elteren P, Kayser AF, et al.：Oral comfort in shortened dental arches. J Oral Rehabili, 17：137-143, 1990.

4) Jepson N, Allen F, Moynihan P, et al.：Patient satisfaction following restoration of shortened mandibular dental arches in a randomized controlled trial. Int J Prosthodont, 16(4)：409-414, 2003.

5) Witter DJ, Allen PF, Wilson NH, et al.：Dentists' attitudes to the shortened dental arch concept. J Oral Rehabil, 24(2)：143-147, 1997.

6) Witter DJ, van Elteren P, Käyser AF：Migration of teeth in shortened dental arches. J Oral Rehabil, 14(4)：321-329, 1987.

7) Sarita PT, Kreulen CM, Witter DJ, et al.：A study on occlusal stability in shortened dental arches. Int J Prosthodont, 16(4)：375-380, 2003.

8) Witter DJ, van Elteren P, Käyser AF, et al.：A 6-year follow-up study of oral function in shortened dental arches. Part I：Occlusal stability. J Oral Rehabil, 21(2)：113-125, 1994.

9) de Sa e Frias V, Toothaker R, Wright RF：Shortened dental arch：a review of current treatment concepts. J Prosthodont, 13(2)：104-110, 2004.

10) Luder HU：Factors affecting degeneration in human temporomandibular joints as assessed histologically. Eur J Oral Sci, 110(2)：106-113, 2002.

11) Oliver CA：Loss of posterior occlusion. J Prosthet Dent, 4(2)：197-199, 1954.

12) Käyser AF：Shortened dental arches and oral function. J Oral Rehabil, 8(5)：457-462, 1981.

13) Gotfredsen K, Walls AW：What dentition assures oral function? Clin Oral Implants Res, 18(Suppl) 3：34-45, 2007.

14) 阿部二郎：阿部二郎の総義歯難症例．医歯薬出版，東京，2013.

15) Kreulen CM, Witter DJ, Tekamp FA, et al.：Swallowing threshold parameters of subjects with shortened dental arches. J Dent, 40(8)：639-643, 2012.

16) Fueki K, Yoshida E, Igarashi Y：A structural equation model to investigate the impact of missing occlusal units on objective masticatory function in patients with shortened dental arches. J Oral Rehabil, 38(11)：810-817, 2011.

17) Hashii K, Tomida M, Yamashita S：Influence of changing the chewing region on mandibular movement. Aust Dent J, 54(1)：38-44, 2009.

18) Sarita PT, Kreulen CM, Witter D, et al.：Signs and symptoms associated with TMD in adults with shortened dental arches. Int J Prosthodont, 16(3)：265-270, 2003.

19) Stern N, Brayer L：Collapse of the occlusion：aetiology, symptomatology and treatment. J Oral Rehabil, 2(1)：1-19, 1975.

20) Montero J, Bravo M, Hernández LA, Dib A：Effect of arch length on the functional well-being of dentate adults. J Oral Rehabil, 36(5)：338-345, 2009.

21) Kanno T Carlsson GE：A review of the shortened dental arch concept focusing on the work by the Käyser/Nijmegen group. J Oral Rehabil, 33(11)：850-862, 2006.

22) Sarita PT, Witter DJ, Kreulen CM, et al. : Chewing ability of subjects with shortened dental arches. Community Dent Oral Epidemiol, 31 (5) : 328-334, 2003.

23) Zlatarić DK, Celebić A, Valentić-Peruzović M : The effect of removable partial dentures on periodontal health of abutment and non-abutment teeth. J Periodontol, 73 (2) : 137-144, 2002.

24) Carlsson GE : Some dogmas related to prosthodontics, temporomandibular disorders an occlusion. Acta Odon Scand, 68 : 313-322, 2010.

25) Witter DJ, van Elteren P, Käyser AF, et al. : The effect of removable partial dentures on oral function in shortened dental arches. J Oral Rehabil, 16 : 27-33, 1989.

26) Witter DJ, van Elteren P, Käyser AF : Signs and symptoms of mandibular dysfunction in shortened dental arches. J Oral Rehabil, 15 : 413-420, 1988.

27) Käyser AF : The shortened Dental Arch : A therapeutic concept in reduced dentitions and certain high risk groups. Int J Periodont Rest Dent, 9 (6) : 426-449, 1989.

28) Gotfredsen K, Walls AWG : What dentition assures oral function? Clin Oral Impl Res, 3 (Suppl) : 34-45, 2007.

29) Creugers NHJ, Witter DJ, Van't Spijker A, et al. : Occlusion and temporomandibular function among subjects with Mandibular Distal Extension Removable Partial Dentures. Int J Dent, 1-7, 2010.

30) Gerritsen AE, Witter DJ, Bronkhorst EW, et al. : An observational cohort study on shortened dental arches- clinical course during a period of 27-35 years. Clin Oral Invest, 1-8, 2012.

31) Zhang Q, Witter DJ, Bronkhorst EM, et al. : Chewing ability in an urban and rural population over 40 years in Shandong Province, China. Clin Oral Investm, 1-11, 2012.

32) 宮地健夫：欠損歯列の臨床評価と処置方針. 医歯薬出版, 東京, 1997.

33) Hatch JP, Shinkai RS, Sakai S, et al. : Determinants of masticatory performance in dentate adults. Arch Oral Biol, 46 (7) : 641-648, 2001.

34) Tumrasvin W, Fueki K, Ohyama T : Factors associated with masticatory performance in unilateral distal extension removable partial denture patients. J Prosthodont, 15 (1) : 25-31, 2006.

35) Okeson JP : Management of temporomandibular disorders and occlusion. 5th ed, Mosby, St Louis, pp.29-65, 2003.

36) 8020推進財団, 2005.

37) Hattori Y, Satoh C, Seki S, et al. : Occlusal and TMJ loads in subjects with experimentally shortened dental arches. J Dent Res, 82 (7) : 532-536, 2003.

38) Sarita PT, Kreulen CM, Witter D, et al. : Signs and symptoms associated with TMD in adults with shortened dental arches. Int J Prosthodont. , 16 (3) : 265-270, 2003.

39) Cushing AM, Sheiham A, Maizels J : Developing socio-dental indicators--the social impact of dental disease. Community Dent Health, 3 (1) : 3-17, 1986.

40) Aukes JN, Käyser AF, Felling AJ : The subjective experience of mastication in subjects with shortened dental arches. J Oral Rehabil, 15 (4) : 321-324, 1988.

41) Fueki K, Igarashi Y, Maeda Y, et al. : Factors related to prosthetic restoration in patients with shortened dental arches : a multicentre study. J Oral Rehabil, 38 (7) : 525-532, 2011.

42) Wöstmann B, Budtz-Jørgensen E, Jepson N, et al. : Indications for removable partial dentures : a literature review. Int J Prosthodont, 18 (2) : 139-145, 2005.

43) Anneloes EG, Dick JW, Ewald MB, et al. : An observational cohort study on shortened dental arches—clinical course during a period of 27-35 years. Clin Oral Investig, 17 (3) : 859-866, 2013.

44) Omar R : The evidence for prosthodontic treatment planning for older, partially dentate patients. Med Princ Pract, 12 (1) : 33-42, 2003.

45) Aras K, Hasanreisoğlu U, Shinogaya T : Masticatory performance, maximum occlusal force, and occlusal contact area in patients with bilaterally missing molars and distal extension removable partial dentures. Int J Prosthodont, 22 (2) : 204-209, 2009.

46) Okiyama S, Ikebe K, Nokubi T : Association between masticatory performance and maximal occlusal force in young men. J Oral Rehabil, 30 (3) : 278-282, 2003.

47) Allen PF, Witter DF, Wilson NH, et al. : Shortened dental arch therapy : views of consultants in restorative dentistry in the United Kingdom. J Oral Rehabil, 23 (7) : 481-485, 1996.

48) Zlatarić DK, Celebić A, Valentić-Peruzović M : The effect of removable partial dentures on periodontal health of abutment and non-abutment teeth. J Periodontol, 73 (2) : 137-144, 2002.

49) Lewinstein I, Ganor Y, Pilo R : Abutment positioning in a cantilevered shortened dental arch : a clinical report and static analysis. J Prosthet Dent, 89 (3) : 227-231, 2003.

50) McKenna G, Allen PF, Flynn A, et al. : Impact of tooth replacement strategies on the nutritional status of partially-dentate elders. Gerodontology, 29 (2) : e883-890, 2012.

51) Thomason JM, Moynihan PJ, Steen N, Jepson NJ : Time to survival for the restoration of the shortened lower dental arch. J Dent Res, 86 (7) : 646-650, 2007.

52) Budtz-Jørgensen E, Isidor F : Cantilever bridges or removable partial dentures in geriatric patients : a two-year study. J Oral Rehabil, 14 (3) : 239-249, 1987.

53) McKenna G, Allen PF, Woods N, et al. : A preliminary report of the cost-effectiveness of tooth replacement strategies for partially dentate elders. Gerodontology, 30 (3) : 207-213, 2013.

54) Jepson NJ, Moynihan PJ, Kelly PJ, et al. : Caries incidence following restoration of shortened lower dental arches in a randomized controlled trial. Br Dent J, 191 (3) : 140-144, 2001.

55) Isidor F, Budtz-Jørgensen E : Periodontal conditions following treatment with distally extending cantilever bridges or removable partial dentures in elderly patients. A 5-year study. J Periodontol, 61 (1) : 21-26, 1990.

56) Budtz-Jørgensen E, Isidor F : A 5-year longitudinal study of cantilevered fixed partial dentures compared with removable partial dentures in a geriatric population. J Prosthet Dent, 64 (1) : 42-47, 1990.

57) Wolfart S, Heydecke G, Luthardt RG, et al : Effects of prosthetic treatment for shortened dental arches on oral health-related quality of life, self-reports of pain and jaw disability : results from the pilot-phase of a randomized multicentre trial. J Oral Rehabil, 32 (11) : 815-822, 2005.

58) Maeda Y, Sogo M, Tsutsumi S : Efficacy of a posterior implant support for extra shortened dental arches : a biomechanical model analysis. J Oral Rehabil, 32 (9) : 656-660, 2005.

59) Tallents RH, Macher DJ, Kyrkanides S, et al. : Prevalence of missing posterior teeth and intraarticular temporomandibular disorders. J Prosthet Dent, 87 (1) : 45-50, 2002.

60) Gerritsen AE, Witter DJ, Bronkhorst EM, et al. : Increased risk for premolar tooth loss in shortened dental arches. J Dent, 41 (8) : 726-731, 2013.

61) Walter MH, Hannak W, Kern M, et al. : The randomized shortened dental arch study : tooth loss over five years. Clin Oral Investig, 17 (3) : 877-886, 2013.

62) Yamazaki S, Arakawa H, Maekawa K, et al. : Retrospective comparative ten-year study of cumulative survival rates of remaining teeth in large edentulism treated with implant-supported fixed partial dentures or removable partial dentures. J Prosthodont Res, 57 (3) : 156-161, 2013.

63) Ludwing A, Heydecke G, Aggstaller H, et al. : Influence of different prosthetic treatment concept for the shortened dental arch on the target criteria of caries, vitality and tooth loss. 3-year results of the pilot phase of a multicenter study. Deutsche, Zahnartzliche Zeitung, 61 : 650-660, 2006.

索引

あ
アイヒナーの分類　4
アクセスホール　69
アタッチメント　93, 97
アタッチメント義歯　55
アップルゲートの法則　3
アバットメント　65, 68
アルジネート印象　50
アンダーカット　12
アンテリアガイダンス　138

い
移行義歯　115
維持　10
維持格子　15
維持腕　10
インサイザルガイドテーブル　27
印象採得　44, 51
インプラント　62, 82
インプラントオーバーデンチャー　126

え
エーカースクラスプ　35
エクストリームSDA　109, 145, 160
エクストルージョン　26
嚥下反射　154
延長ブリッジ　64

お
オクルーザルペア　151
オクルーザルユニット　153
オーバージェット　156
オーバーデンチャー　115
オーバーバイト　156
オールジルコニア　68
オルタードキャスト法　17, 29, 51

か
概形印象　28
外傷性骨嚢胞　72
ガイドプレーン　12, 35
カウンタークロックワイズドローテーション　153
顎関節症　159
顎舌骨筋線　21
各個トレー　28, 50
カリエスリスク　163
間接維持装置　13
患者満足度　163

く
クラスプ　13
クラスプデンチャー　10, 47, 49
クロスマウント　27

け
ケネディの分類　3

こ
咬合器　38
咬合採得　4
咬合支持域　4
ゴシックアーチ描記法　123
固定式インプラント補綴　62
コーヌステレスコープ　47
コーピング　101
コンビネーションシンドローム　45, 108, 110, 111
コーンビームCT　68
コンプリートプレート　15
根面板　101

さ
作業模型　43

し
シーカーアタッチメント　57
歯牙移植　130
歯冠延長術　9, 26
歯冠歯根長比　8
歯根膜感覚　115
支持　10
試適　98
床縁形態　21
上部構造　68
小連結子　15
ショートインプラント　109
ショートデンタルアーチ　2
シリコン印象　98
シリコン印象材　50
シングラムレスト　43, 50, 117
人工歯排列　30
ジンジバルインデックス　163

す
垂直被蓋　155, 156
水平被蓋　155, 156
スクリューリテイン　68
すれ違い咬合　52, 80, 102, 115

せ
精密印象　29
セメントリテイン　68

そ
総義歯　21
側方運動　31, 82

た
大連結子　14
タッピングポイント　123
短縮歯列　2, 141
単純性骨嚢胞　72

ち
直接維持装置　13
治療用義歯　38, 127

て
ディスクルージョン　138
適合試験材　17
転移歯　134

と
ドーム型アタッチメント　112

な
ナイトガード　77, 143

に
二次齲蝕　115
二重冠義歯　47

の
ノンメタルクラスプ義歯　61

は
把持　10, 12
パーシャルデンチャー　7, 41, 42, 45, 89
パーシャルデンチャーに求められる10のポイント　11
パーシャルデンチャーの大原則　9
パラタルプレート　14
パラタルストラップ　15

ふ
フィットチェッカー　17
フィニッシュライン　16
フェイスボウトランスファー　27, 38
フラットテーブル　127

フラビーガム　101
フルクラムライン　13, 85
フレアーアウト　151
ブレーシング　12, 50
プロキシマルプレート　13, 35
プロビジョナルレストレーション　27, 38, 57
プロービングデプス　20

へ
閉口機能印象　123
辺縁封鎖　21

ほ
ホースシュー　15

ま
マイナーコネクター　15
マグネットキーパー　97

み
宮地の咬合三角　6
ミリング　47

む
無補綴　2

め
メインテナンス　163
メジャーコネクター　14, 16
メタルアップ　12, 47
メタルフレーム　17, 29, 98
メタルフレーム試適　44

ゆ
遊離端欠損　2

り
リジッドサポート　8, 14
リンガルバー　71
リンガルプレート　16
隣接面板　10

る
ルージュ　17

れ
レスト　11
レストシート　43
レトロモラーパッド　21

ろ
ろう着　98
ろう堤　51
ろう堤つきメタルフレーム　29
ロケーター　108

英文索引

Applegateの法則　3
Eichnerの分類　4
IARPD　42, 79, 89, 95, 108, 161
IARPD（インプラント埋入位置）　95
IFDP　161
IOD　126
Iバー　13
Kennedyの分類　3
MTM　137
PGA ワイヤークラスプ　35, 52
PMTC　32
RPAクラスプ　35
RPIクラスプ　13
RPIクラスプデンチャー　14
SDA　2, 141, 150

【代表著者略歴】

亀田 行雄
- 1988年　東北大学歯学部卒業
- 1991～2002年　東京医科歯科大学歯学部高齢者歯科学講座在籍
- 1994年　川口市にてかめだ歯科医院開設
- 2014年　医療法人D&H　かめだ歯科医院&樹モール歯科開設　現在に至る

所属と役職
- 有床義歯学会（JPDA）会長
- 日本顎咬合学会評議員・咬み合わせ指導医
- 日本臨床歯周療法集談会（JCPG）副会長
- リヒテンシュタインにてBPS Dentistの認証を取得
- てんとう虫スタディーグループ会長

遊離端欠損の戦略的治療法
パーシャルデンチャー・インプラント・IARPD　ISBN978-4-263-44490-0
2017年2月25日　第1版第1刷発行

著　者　亀　田　行　雄
　　　　諸　隈　正　和
発行者　白　石　泰　夫
発行所　医歯薬出版株式会社

〒113-8612　東京都文京区本駒込1-7-10
TEL.（03）5395-7638（編集）・7630（販売）
FAX.（03）5395-7639（編集）・7633（販売）
http://www.ishiyaku.co.jp/
郵便振替番号 00190-5-13816

乱丁, 落丁の際はお取り替えいたします. 印刷・真興社／製本・皆川製本所
© Ishiyaku Publishers, Inc., 2017. Printed in Japan

本書の複製権・翻訳権・翻案権・上映権・譲渡権・貸与権・公衆送信権(送信可能化権を含む)・口述権は, 医歯薬出版(株)が保有します.
本書を無断で複製する行為(コピー, スキャン, デジタルデータ化など)は,「私的使用のための複製」などの著作権法上の限られた例外を除き禁じられています. また私的使用に該当する場合であっても, 請負業者等の第三者に依頼し上記の行為を行うことは違法となります.

JCOPY ＜(社)出版者著作権管理機構 委託出版物＞
本書をコピーやスキャン等により複製される場合は, そのつど事前に(社)出版者著作権管理機構(電話03-3513-6969, FAX 03-3513-6979, e-mail:info@jcopy.or.jp)の許諾を得てください.